Faceforming mit Tigerfeeling

Benita Cantieni

Faceforming mit Tigerfeeling

CANTIENICA®
Körper in Evolution
DAS ORIGINAL

südwest

Inhalt

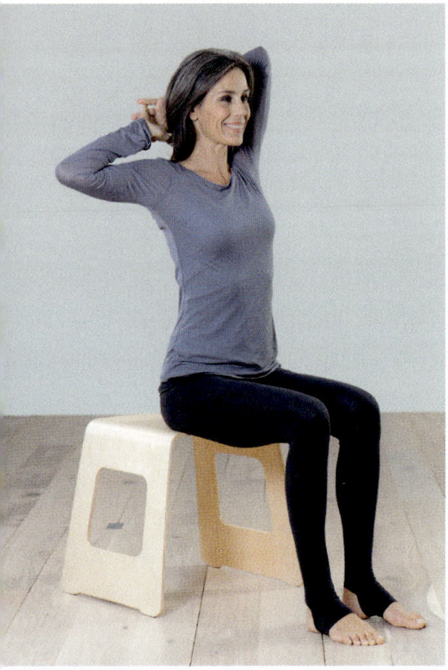

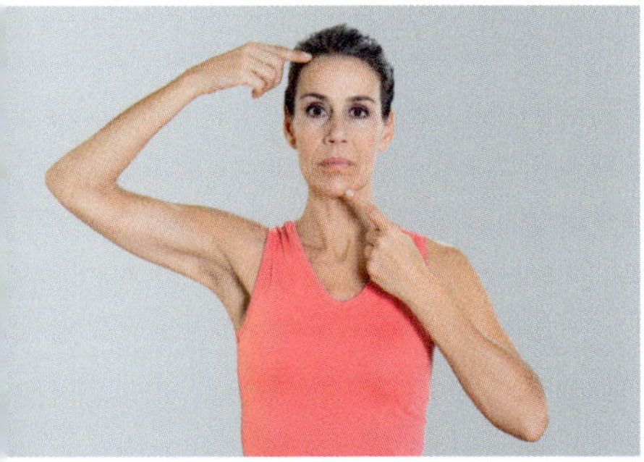

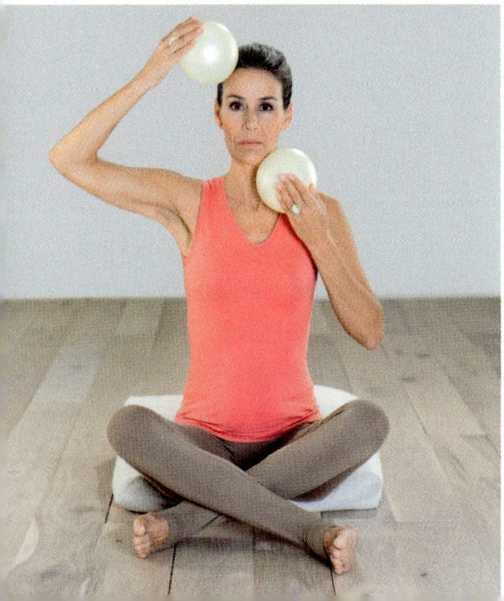

Vorwort

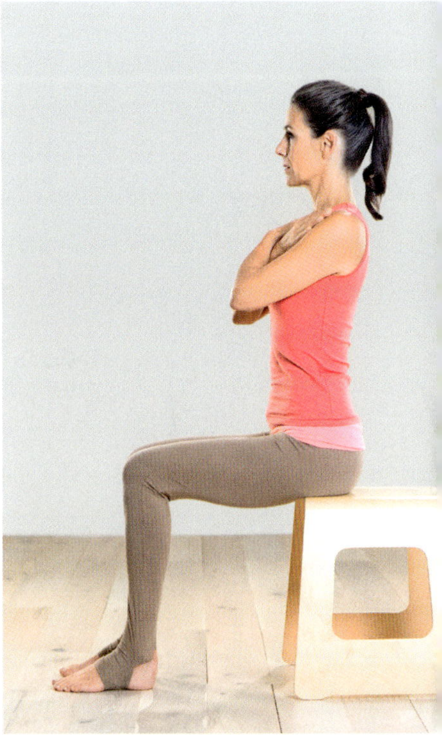

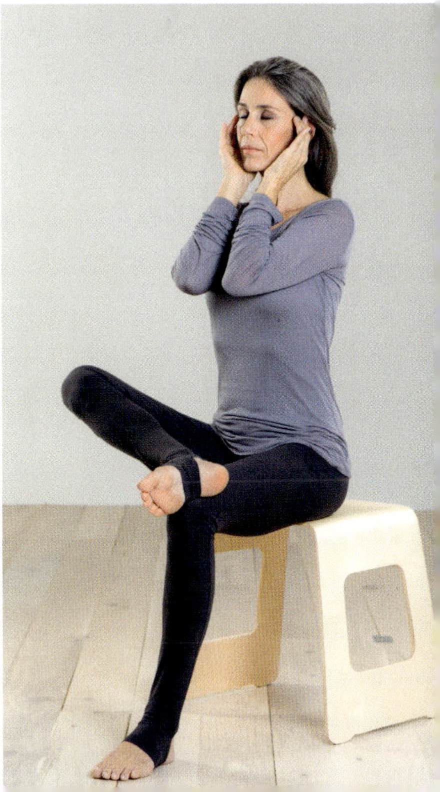

Inhalt

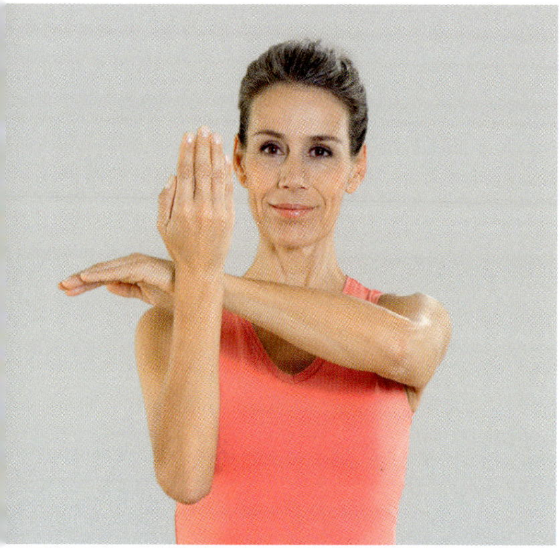

Anhang

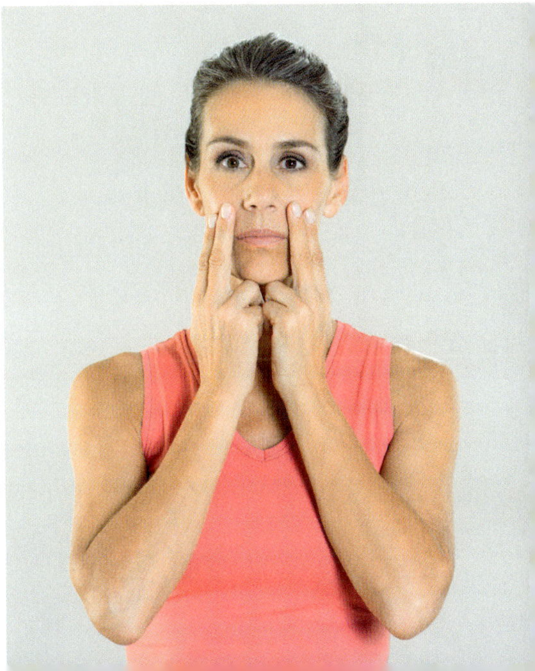

Anwenden und anleiten machen gleich viel Freude

Es ist frühmorgens gegen 6.45 Uhr, und ich spüre die über zehnstündige Nachtschicht als Pflegefachfrau auf einer akut-chirurgischen Abteilung in einem großen Krankenhaus. Während ich im Stationsbüro noch Sachen für die Frühschicht vorbereite und auf meine Ablösung warte, kommt der Assistenzarztkollege von der Frühschicht, wechselt ein paar Worte mit mir, um dann seine Akten durchzuschauen. Nach einer Weile fragt er mich, wo die Nachtpflegeperson sei, um sie zu fragen, ob in der Nacht etwas Spezielles vorgefallen war. »Das bin ich!« Er will es nicht glauben. »Dafür siehst du viel zu wach und frisch aus!«

Mein Geheimnis: Um in der Nacht konzentriert und wach zu bleiben, habe ich immer kurze CANTIENICA®-Faceforming-Übungen eingebaut.

Nachdem ich im Jahr 2009 mit dem regelmäßigen CANTIENICA®-Training in CANTIENICA® Studio Zürich startete, war schnell klar, dass ich diese wunderbare und hilfreiche Methode für mich lernen und vertiefen – und weitergeben – wollte. Im 2010 startete ich dann mit der CANTIENICA®-Ausbildung. Besonders der Faceforming-Baustein hatte es mir angetan. Ich mochte diese teilweise subtilen Übungen am Schulterbereich, Kopf und Gesicht, die so viel bewirkten und vor allem auch ohne großen Aufwand überall und fast zu jeder Zeit ausgeführt werden konnten. Da ich neben dem Pflegeberuf auch als Therapeutin unterwegs war, begeisterte mich natürlich neben dem »Wohlfühl- und Schönheitseffekt« auch die große Wirkung auf körperliche Beschwerden.

In der Zwischenzeit habe ich unzählige CANTIENICA®-Lektionen unterrichtet, Ausbildungen durchgeführt und mit Klienten jeglichen Alters in der Praxis gearbeitet. Egal ob Migräne, Spannungskopfschmerzen, Tinnitus, verstopfte, schmerzende Nebenhöhlen, Schnarchen, Konzentrationsprobleme und sogar Gesichtslähmungen, überall konnte ich mit Faceforming-Elementen große Veränderungen mitgestalten und miterleben.

Auch ich selbst konnte und kann immer wieder davon profitieren. Am Anfang meiner CANTIENICA®-Karriere litt ich einmal nach einer Grippe drei Monate unter Heiserkeit. Immer nach dem

Training war meine Stimme wieder viel besser dank dem guten Aufrichten des Körpers, der optimalen Kopfhaltung und Position des Zungenbeins. Zudem verbesserten sich meine Kieferblockaden, Folgen vom Zahnspangetragen, schnell und nachhaltig. Als ich mal vor ein paar Jahren meine Nase gebrochen hatte, wurde ich von meinen Arbeitskolleg*innen milde belächelt, als ich darauf beharrte, dass ich meine Nase mit der Faceforming-Methode ohne Operation wieder schön gerade hinbekomme. Was mir natürlich problemlos gelang!

Es ist für mich immer wieder eine starke Motivation zu sehen, was für Veränderungen mit diesem Kopf- und Gesichtstraining möglich sind und wie strahlend Menschen das Training verlassen. Da Benita Cantieni immer weiter am Forschen ist, kommen auch immer neue Erkenntnisse und Übungen dazu, wie zum Beispiel das Augentraining. Probieren Sie es aus und entdecken Sie, was es bedeutet, einen aufgerichteten Körper mit einem schwebenden Kopf und wachen und vernetzten Muskeln zu haben. Sie werden es nicht mehr missen wollen. Viel Freude auf Ihrer Entdeckungsreise!

Astrid Büeler, Lichtwellen-Praxis
und Cantienica® Körper in Evolution,
6045 Meggen, info@lichtwellen.ch

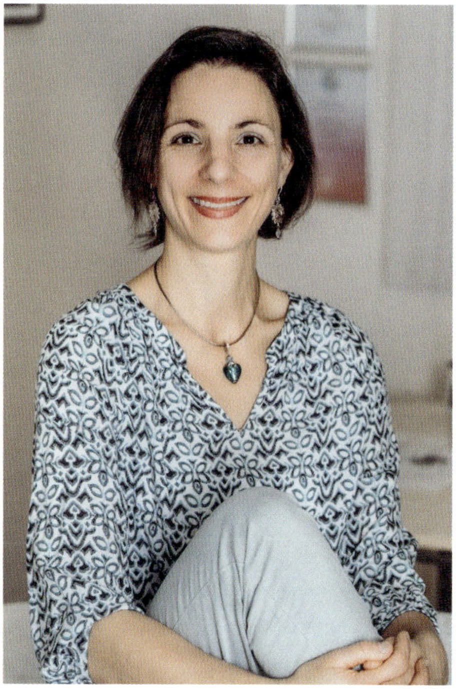

Mein Weg mit Faceforming

Vor einiger Zeit entdeckte ich um meine Lippen herum plötzlich vertikale Fältchen. Gleichzeitig beklagte sich mein Mann Alain über ein seltsames Geräusch, das angeblich von meiner Bettseite kam und ihn im Schlaf empfindlich störe. Eine Art Schnarchen sei's, aber irgendwie doch nicht eindeutig schnarchen. Ich, eine Pseudoschnarcherin? Nanu!

Ich bat Alain, mich zu beobachten. Und er schilderte mir des Morgens Folgendes: Ich atmete brav durch die Nase ein und durch den Mund aus. Für dieses Ausatmen formte ich den Mundringmuskel zu einem engen, angestrengten O und blies die Luft geräuschvoll durch den Kanal. Damit war auch die Ursache für die neuen Fältchen aufgeklärt. Wahrscheinlich war wieder einmal mein Fleiß am Werk, ich wollte es besonders gut machen. Ich beschloss: Ich musste mein Faceforming-Training ausbauen. Nach zwei Wochen waren viele Fältchen verschwunden oder nur noch ganz schwach sichtbar. Meine Lippen lernten, sich auch nachts zu entspannen. Und mein Liebster kann wieder ungestört schlafen.

Ich lebe die CANTIENICA®-Methode, sie ist mir eine Herzensangelegenheit. 1998 entdeckte ich sie als CANTIENICA©-Kundin, 24 Jahre arbeitete ich als CANTIENICA®-Instruktorin, zehn Jahre war ich Senior Teacher und Ausbilderin für die Methode, bis zu meiner Pensionierung.

Ich leitete in der Zeit ungezählte Intensivworkshops, Privatlektionen, Gruppenkurse für Faceforming, mit 20-jährigen Frauen und 70-jährigen Männern. Mit 80-jährigen Frauen und 30-jährigen Männern. Mit eitlen Menschen und uneitlen. Mit Menschen, die Erlösung von Ohrgeräuschen suchten, Menschen, die einfach ein paar Falten loswerden wollten. Mit Menschen, die unter Spannungskopfschmerzen und Migräne litten. Mit Menschen, die nicht mehr mit den Zähnen knirschen wollten oder ihre Bettbegleiter nicht mehr durch Schnarchen stören. Mit Menschen, die alt machende mimische Gewohnheiten loswerden oder einfach nur frischer aussehen wollten.

Je länger und intensiver ich CANTIENICA®-Faceforming praktiziere, umso mehr begeistern mich die Methode und ihre Wirkung. Neue Erkenntnisse von Benita Cantieni verfeinern die Übungen andauernd, neue Übungen kommen hinzu. Wer es nicht erlebt, kann sich nicht vorstellen, wie es sich anfühlt, wenn der Kopf schwerelos schwebt. Wenn sich die Schädelknochen bewusst ausdehnen. Wenn sich sämtliche Gesichtsmuskeln bewusst und aktiv vernetzen.

Es war bei mir so, auch Sie werden es erleben: Die gesamte Kopf- und Mimikmuskulatur warten nur darauf, benutzt zu werden. Diese 77 Muskeln lassen sich genauso wie alle anderen Muskeln am Körper dehnen, spannen, aufhängen, vernetzen, kräftigen und entspannen. Meine Gesichtszüge entspannten sich während des Trainings sofort, mein Gesicht bekam eine frische Ausstrahlung. Und ich bekam und bekomme viele Komplimente für mein Aussehen. Herrlich! Und alles ohne Messer, ohne Botox, ohne Faltenfüller, ohne hautausdünnende Peelings, ohne Stress, mit absolut minimalen Kosten.

Freuen Sie sich darauf, Ihre Muskeln zu entdecken, Ihre Ausstrahlung zu verändern und Ihr Wohlbefinden bewusst zu beeinflussen. Jederzeit und überall.

Verena Burri, Jahrgang 1955,
Senior Teacher a. D. CANTIENICA®
Körper in Evolution

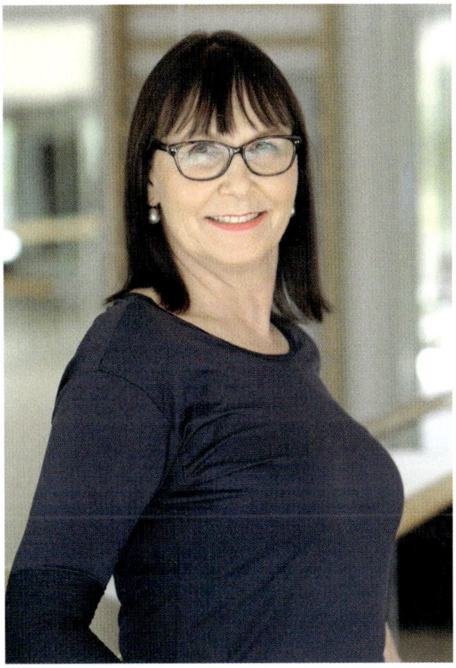

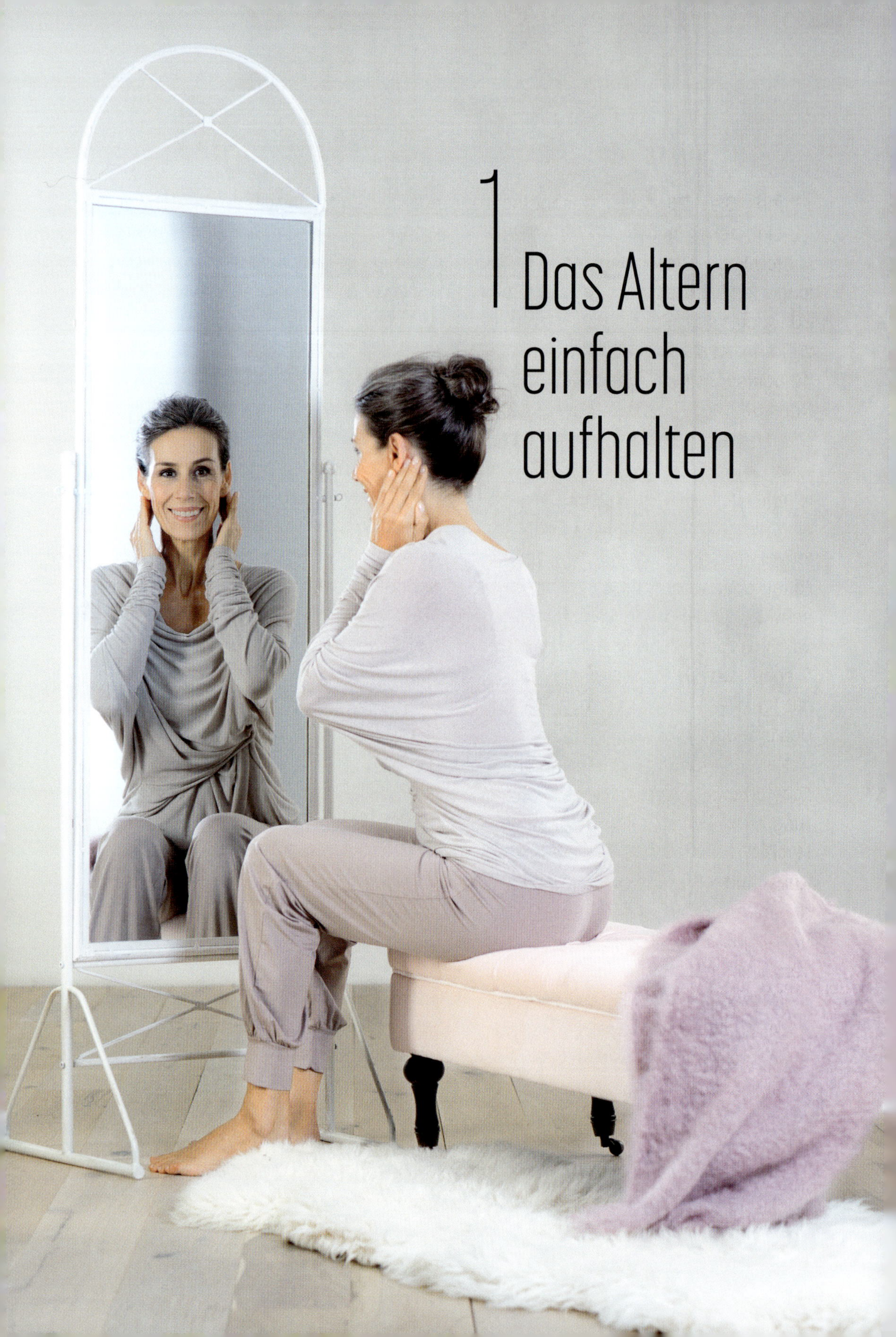

1 Das Altern einfach aufhalten

Sind Sie 25 und beschäftigen sich schon mit CANTIENICA®-Faceforming? Gratulation. Sie werden lange faltenfrei bleiben. Sind Sie jetzt 30 Jahre alt? Super. Die präventive Wirkung wird sich voll entfalten. Die 40 überschritten? Immer noch perfekt. Nach 50? Das Programm wird die typischen »Haltungsfalten« und die Mimikfalten lindern. 60 überschritten? Es ist immer noch mehr Entfaltung möglich, als Sie sich wahrscheinlich vorstellen können. 70 plus? Je tiefer sich die Falten schon eingenistet haben, umso schwieriger wird es, ganz klar. Doch werden auch Sie sofort entspannter, frischer, offener aussehen und – das gilt für alle Altersklassen – sich frisch und entspannt fühlen.

Nebenwirkungen? CANTIENICA®-Faceforming hat nur positive: gute Haltung, schöne Ausstrahlung, entspannte Mimik. Es kann außerdem nächtliches Knirschen stoppen, Schnarchen eindämmen, Spannungskopfschmerzen und Migräne verhindern, Ohrgeräusche verstummen lassen.

Kosten? Ein Buch. Ein Quantum Zeit. Am Anfang etwas Disziplin.

Keine Angst, ich will Ihnen nicht die Mimik nehmen, keine Muskeln durchtrennen, keine Nerven verletzen, keine Gifte spritzen. Mein Angebot: Nehmen Sie das Geschenk der Schwerkraft an, spannen Sie sich und Ihre Muskeln auf. Ja, Sie lesen richtig. Die Schwerkraft ist unsere wichtigste Verbündete, wenn es um Muskelspannkraft geht. Und Muskelspannkraft ist es, die unser Aussehen jung hält.

In der Schwerelosigkeit, zum Beispiel im Weltall, verkümmern die Muskeln in kurzer Zeit. In der Schwerkraft verkümmern sie ebenfalls, wenn auch viel langsamer. Sie können dieses Erschlaffen hinauszögern und auf das notwendige Minimum reduzieren. Auf guten Gebrauch reagieren Muskeln mit Spannkraft und Elastizität. Nur wenn die Muskeln vernachlässigt werden, hat die Schwerkraft die Macht, uns alt zu machen. Nur wenn wir es zulassen, schrumpfen Knochen, hängen Muskeln durch, senken sich Organe, zieht die Haut nach unten. Das Prinzip »Was nicht aufgespannt ist, hängt« wirkt am ganzen menschlichen Körper.

Aufspannung, Grundspannung, Gutspannung. Eigentlich ist es ein Grundprinzip aller Wirbelsäugetiere; durch den aufrechten Gang wird es lediglich verstärkt: Werden die Muskeln zwischen Ansatz und Ursprung aufgespannt, in die Grunddehnung gebracht, die ihrem Bauplan entspricht, so halten die Muskeln das Knochenskelett in Aufspannung. Bei der Giraffe und dem Falken funktioniert das perfekt. Der Mensch hat zurzeit seine liebe Mühe damit. Wir haben die durchschnitt-

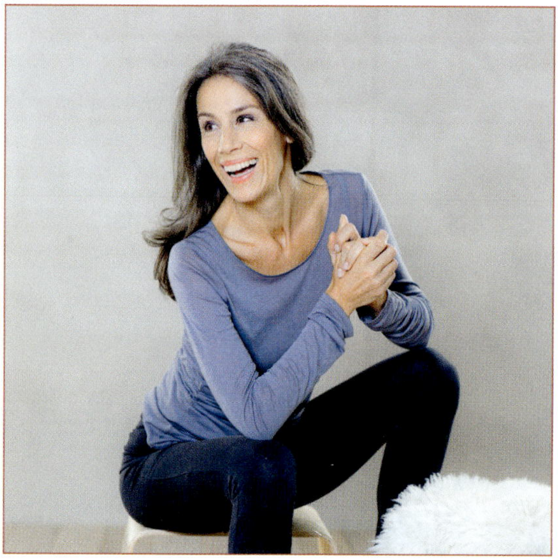

liche Lebenserwartung innerhalb von 100 Jahren fast verdoppelt. So schnell arbeitet die »unbewusste Evolution« nicht. Die meisten Menschen schrumpfen im Alter, vor allem, weil es alle anderen auch tun. »Ist halt so. Da kann man nichts machen.«

Doch, da kann »man« sehr wohl etwas machen. Jeder Mann. Jede Frau. Wir können der Evolution auf die Sprünge helfen. Wir können die Evolution beschleunigen. Wir können hier und heute entscheiden, dass wir die Sprungkraft und die Reaktionsgeschwindigkeit der Kindheit und Jugend behalten, solange wir leben. Oder, wahrscheinlicher, diese Körperlichkeit so gut es geht zurückerobern.

Die bewusste, absichtsvolle Körperevolution, für die ich Sie begeistern möchte, beginnt mit der Aufspannung, also dem Gegenteil von Schrumpfen. Am aufgespannten Skelett behindert kein Knochen einen anderen, kein Gelenkteil reibt an seinem Nachbarn. Kein Nerv reibt sich an Knochen. In dieser Aufspannung kommen alle Muskeln, ich meine wirklich und wahrhaftig 100 Prozent der Skelettmuskeln, in die Grundaktivität, die ihre Natur ist: entspannt gespannt in Aktionsbereitschaft. Dieses Prinzip wirkt auch am Schädel mit seinen vielen Knochenteilen und Gelenken. Befinden sich die Muskeln in dieser Aufspannung unter Zug und Gegenzug, so sind sie eben straff. Straffe Muskeln können die darüberliegende Haut straff halten. Das gilt ganz besonders für das Gesicht. Denn die Mimikmuskulatur hat im Laufe unserer Evolution eine Spezialität entwickelt. Die Muskeln des Körpers sind allesamt an Knochen festgemacht, sie haben ihren Ursprung und Ansatz an verschiedenen Stellen eines Knochens oder verbinden die Gelenke von Knochen zu Knochen. Nur die Mimikmuskulatur nicht. Im Gesicht hängt Muskel an Muskel oder Muskel an Bindegewebe, sozusagen nach dem »Prinzip Spinnennetz«.

Der Grund für diese »schwimmenden Muskeln« ist zutiefst menschlich: Das Zeigen unserer Gefühle durch den Gesichtsausdruck ermöglichte uns erst die Entwicklung zu sozialen Wesen.

Unsere Mimik kann Freude zeigen, Ekel, Trauer, Angst, Besorgnis, Langeweile, Heiterkeit, Glück, Unzufriedenheit, Entschlossenheit, Unsicherheit, Selbstbewusstsein, Stolz, Überraschung, Scham. Alle diese Emotionen werden durch spontane Mimik ausgedrückt, immer sind Mund, Nase, Augen, Stirn beteiligt. Und immer ist der Gesichtsausdruck an die Körperhaltung gekoppelt. Das Gefühl von Stolz zeigt sich in einer aufgerichteten, gedehnten Körperhaltung, die Gesichtszüge spannen sich, oft reckt sich das Kinn nach oben. Bei Entsetzen nimmt der Körper eine Schutzhaltung ein, die Schultern schießen nach oben, der Brustkorb sinkt ein, aufgerissene Augen und Mund zeigen den Schreck im Gesicht. Eine schöne Überraschung öffnet Mund und Augen ebenfalls, indes vor Freude. Entsprechend hebt sich der Brustkorb, oft öffnen sich die Arme von selbst, als wollten sie die Überraschung und die ganze Welt umarmen.

Die spontanen Gefühlsregungen drücken sich kurz und heftig in Körper und Gesicht aus; ist die Situation vorbei und die Emotion legt sich, entspannen sich der Körper und das Gesicht wieder. Bei Kindern ist es jedenfalls so. Sie können den ganzen Kosmos der Gefühle in fünf Minuten durchleben. Zwischen den Emotionen finden die Körperhaltung und der Gesichtsausdruck des Kindes zurück in die entspannt-aufgespannte Neutralhaltung.

Nun eignet sich im Laufe des Lebens jeder Mensch eine Art Grundhaltung an, die ein vorherrschendes Grundgefühl ausdrückt. Manchmal ist diese Grundhaltung Ausdruck einer Lebenshaltung. Schüchternheit beispielsweise, oder Unsicherheit, Angriffslust, Resignation, Rebellion, Trotz, Misstrauen … Oft wird diese Grundhaltung von anderen Mitmenschen übernommen, als Imitation der Vorbilder zu Hause oder in der Schule. In beiden Fällen wird irgendwann eine Gewohnheit daraus, wird die Haltung so selbstverständlich, dass sie nicht mehr wahrgenommen wird.

> Schlaffe Körperhaltung heißt auch schlaffes Gesicht. Aufgespannte Körperhaltung bedeutet aufgespanntes Gesicht. Eine traurige Körperhaltung zieht ein trauriges Gesicht nach sich. Positive Körperspannung geht mit positivem Gesichtsausdruck einher.

Beobachten Sie Ihre Mitmenschen im Alltag, wenn sie auf den Bus warten, an der Supermarktkasse stehen, wenn sie telefonieren oder lesen. Da wird die Oberlippe durch die Zähne gezogen. Dort ist die Steilfalte über der Nasenwurzel nicht mehr wegzudenken. Mancher Mann schiebt das Kinn vor und holt es nie mehr ein. Frauen versteinern zuweilen mit einem verzogenen Mund, der ursprünglich wohl mal als Lächeln gemeint war.

Und ganz, ganz viele Menschen überlassen das Gesicht einfach der Erdanziehung. Wangen, Mundwinkel, Unterlider, Oberlider, Halsmuskeln – alles hängt.

Mein Auslöser, mich mit Faceforming zu beschäftigen, war meine Gesichtslähmung. Die Fazialisparese wird auch Mona-Lisa-Syndrom genannt, weil die Teillähmung der Mundmuskeln einen seltsam starren Ausdruck vermittelt. Sie trat während einer Schwangerschaft auf – und ging nicht mehr weg.
Die Muskellähmung entstellte mein Gesicht, und ich fühlte mich nicht nur körperlich eingeschränkt, sondern auch emotional tief getroffen. Ich bemerkte schnell, wie wohltuend sich das bewusste Auf- und Ausrichten meines Körpers besonders auch auf mein Gesicht und meine Stimmung auswirkte und mir Mut gab. Die Lähmung bildete sich langsam und stetig zurück, aber ich hatte mit Synkinesien im Gesicht zu kämpfen. Synkinesien sind ungewollte Mitbewegungen, es schließt sich zum Beispiel ein – nur das eine – Auge, wenn ich lache.
Ich absolvierte die CANTEINICA® Körper in Evolution-Ausbildungen, um diesen unangenehmen, verzerrenden Synkinesien die Stirn bieten, und hoffte darauf, vertieftes Wissen zu bekommen und zu erlangen, damit ich meine äußere Harmonie und Stabilität im Gesicht wiederherstellen könnte. Ich wollte um jeden Preis mein Gesicht, mein Lächeln zurück, ich wollte mich wieder ganz und schön fühlen.
Mit jedem Baustein kam ich tiefer in die Verbindung mit meinem Körper, ein weiteres Puzzleteil kam dazu, die Selbsterfahrung wuchs: Wenn mein Körper exakt aus- und aufgerichtet ist, können die Faceforming-Übungen ihre volle Wirkung entfalten. Und wie diese Übungen wirken! Ich kenne keine vergleichbare Methode. Während ich den Schädel mit Diagonaldehnungen auskleide und mit meinen Augenhöhlen und Augäpfeln arbeite, reagiert meine rechte Gesichtshälfte sofort mit Entspannung. Die »entlähmte« Unterlippe antwortet mit einem feinen Zittern. Diese spürbare Vernetzung beeindruckt mich jeden Tag.
Die beständige Körperarbeit mit einer sofortigen Antwort hat mir ganz viel Vertrauen in meinen Körper zurückgegeben. Meine

Synkinesien sind weniger ausgeprägt, und ich habe keine Schmerzen mehr im Gesicht. Meine persönliche Reise ist noch lange nicht am Ziel. Motiviert durch die vielen kleinen Erfolge, reise ich gerne weiter und weiter. Die Arbeit mit der CANTIENICA®-Methode inspiriert mich täglich, tiefer zu gehen, mehr zu lernen und meinen eigenen Körper weiter zu erforschen. Die Fazialisparese, die mich einst so sehr herausgefordert hat, sehe ich heute als meine wichtigste Lehrerin. Danke, Benita, für deine wundervolle Methode. Ohne sie wäre ich nicht, wer ich heute bin.

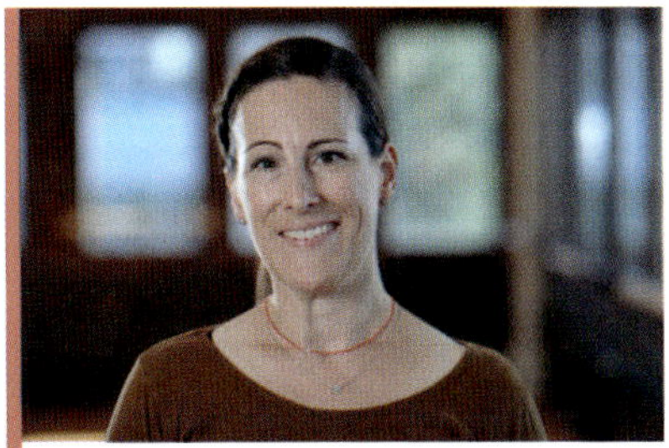

Luzia Meyer, 44
Mutter von vier Kindern, lizenzierte CANTIENICA® Körper in Evolution-Instruktorin und gelernte Expertin Intensivpflege.
Unterrichtet bei www.cantienica-zug.ch
Blog: https://cantienica.com/fazialisparese-und-cantienica/

Das Gesicht – der Spiegel des Körpers

Alles, was wir mit dem Körper anstellen, hat Auswirkungen auf das Gesicht. Eine resignierte Körperhaltung bewirkt einen resignierten Gesichtsausdruck. Eine überhebliche Körperhaltung lässt das Gesicht ebenfalls arrogant wirken. Cholerik spiegelt sich in Gesicht und Körperhaltung. Ein schüchterner Mensch signalisiert seine Schüchternheit von Sohle bis Scheitel.

Der Grund für die unerbittliche Spiegelung der Körperhaltung im Gesicht liegt in der anatomischen Logik begründet: Alles ist mit allem verbunden. Alles reagiert auf alles. Becken und Brustkorb verhalten sich zueinander wie Unterkiefer und Oberkiefer. Sie können diese Behauptung ganz leicht nachprüfen.

Entspannen Sie Mund und Kiefer. Kippen Sie Ihr Becken kraftvoll nach vorn, und spüren Sie nach, wie sich – vollkommene Entspanntheit vorausgesetzt – auch der Unterkiefer vorschiebt. Umgekehrt: Wird das Becken nach hinten verschoben, in ein auffälliges Hohlkreuz, zieht sich auch der Unterkiefer nach hinten.

Hochgezogene Schultern verschieben den Kopf auf dem Atlas nach vorne, die Muskulatur an Hals und Kinn verliert die Spannung und wirkt weich bis schlaff, bildet mit der Zeit ein Doppelkinn. Ein gewohnheitsmäßig eingesunkener Brustkorb überlastet die Halsmuskulatur und prägt die Nasolabialfalten aus.

Besteht die Gewohnheitshaltung im Stehen darin, das Becken vorzuschieben und gleich auch noch die Knie durchzudrücken, so zieht das mit der Zeit die Mundwinkel nach unten. Wer dauernd das Gesäß anspannt, zieht meist auch die Ringmuskeln um die Augen zusammen und verschafft sich selbst einen verkniffenen Ausdruck, der mit der Seelenlage nicht zusammenpassen muss.

Zum Hohlkreuz passen hochgezogene Brauen, und hochgezogene Brauen legen die Stirn in Falten und überdehnen die Augenlidmuskeln. Verlagerung des Gewichts auf ein Bein lässt Asymmetrien im Gesicht stärker hervortreten.

Steife Schultern kombinieren sich ganz gern mit verkniffenen Lippen. Sie können all das ganz leicht ändern, können aus der Gewohnheitshaltung zurückfinden in die Idealhaltung. Sie brauchen dafür – Interesse an sich selbst. Lust auf Selbstwahrnehmung. Freude, sich selbst sozusagen neu aufzurichten. Und ja, ein bisschen Disziplin für den Anfang kann nicht schaden. Die stellt sich von selbst ein, sobald Sie eine Ahnung davon kriegen, wie köstlich leicht sich die natürliche Aufspannung anfühlt. Wer ein Instrument spielt, kennt das Prinzip: Der Anfang ist hart, mit dem Können wächst der Spaß, wächst die Freude am Tun.

Ein neues Gesichtsgefühl

Mit einer gewissen Skepsis und einer großen Portion Neugierde ging ich als 35-jähriger Mann mit fast noch keinem Fältchen in die erste Stunde zu Faceforming. Die Skepsis war aber nur von kurzer Dauer. In jeder Stunde mehr erlebte ich ein komplett neues und intensiveres Gesichtsgefühl – Muskeln, die ich vorher nie wahrgenommen hatte. Und mir wurde klar, wie man mit seinem Gesicht umgehen kann, um es von innen und nachhaltig zu stützen.

Nikolaus B., Jahrgang 1972
Key Account Manager, Wien

Ausschließlich angenehme Nebenwirkungen

CANTIENICA®-Faceforming lässt Ihr Gesicht sofort frisch aussehen. Nach ungefähr drei Wochen wird die neu-alte Aufspannung automatisch. Warum »neu-alt«?: Weil Sie nichts grundlegend Neues erlernen müssen, sondern sich einfach das ursprüngliche Muskelwissen und Muskelkönnen aus jungen Jahren in Ihr Bewusstsein holen.

Die Muskeln erlangen wieder jene vernetzte Vitalspannung, die jungen Gesichtern eigen ist. Ihr Gesicht behält die wunderbare Eigenschaft, Gefühle auszudrücken. Es »springt« nach der Gefühlswallung einfach wieder zurück in den neutralen Grundausdruck, um bei nächster Gelegenheit die nächste Stimmung auszudrücken. Im Gegensatz zum großen Facelifting mit dem Messer oder flächendeckender Muskellähmung mit Botox: Sie machen das Gesicht maskenhaft starr und gefühllos. Gefühllos übrigens im wahrsten Sinn des Wortes: Ein botoxgelähmter Muskel ist gefühllos, und nach großen Liftings im Gesicht bleiben mehr oder weniger große Areale gefühllos. Im Extrem zu beobachten in Prominentenrestaurants: Die Schauspielerin (die Chirurgin, die Politikerin, der Moderator, die Unternehmerin, der Modedesigner ...) tippt sich nach jedem Schluck und jedem Bissen mit der Serviette Kinn und Mund ab, weil sie oder er nicht mehr spürt, was danebengeht. Aus Furcht vor dem Sabbern wird vorsorglich nur Wasser und der Salat ohne Dressing bestellt.

Wahrscheinlich ist es diese Ausdruckslosigkeit, die uns an operierten Gesichtern fasziniert und irritiert. Es hat ja auch seine Vorteile, wenn nicht jede Gefühlsregung gleich für alle sichtbar ist. Die Nachteile hat Schauspielerin Anjelica Huston beschrieben. Sie ließ sich die Falten mit Botox unterspritzen.

»Ich bekam irrsinnige Kopfschmerzen davon«, erzählte sie in einem Interview, »und mächtig Stress mit meinem Ehemann.« Robert Graham, so heißt Hustons Ehemann, habe ihr Trauriges erzählt, sie habe das auch als sehr traurig empfunden, nur habe ihr Gesicht keine Trauer gezeigt. »Mein Mann war entsetzt. Für ihn sah es überhaupt nicht danach aus, als würde ich zuhören und mitgehen. Mein Gesicht war glatt und leblos.« Huston entschied sich für die Ehe, gegen die Faltenlosigkeit.

Jane Fonda ließ vor ein paar Jahren verlauten, sie bereue ihre Gesichtsoperation. Inzwischen hat sie nachschneiden lassen. Madonna macht jetzt, da ich dieses schreibe, Schlagzeilen: »Madonna: Was ist denn mit ihrem Gesicht passiert?!« Aufgedunsen und mit eigenartigen Dellen, jedoch vollkommen faltenfrei. Eine solche Faltenfreiheit ist mit CANTIENICA®- Faceforming natürlich nicht zu erreichen, es ist »nur« zu erreichen, was die Natur im besten Fall zulässt. Wer sich nach künstlicher Schönheit sehnt, wer Narben um die Ohren schöner findet als Lachfältchen, kann hier aufhören zu lesen und das Buch weiterschenken.

Ich möchte in diesem Punkt von Ihnen verstanden werden: Es geht mir nicht um Moral. Jeder Mensch hat das Recht am eigenen Körper. Die Risiken und Nebenwirkungen bei großen schönheitschirurgischen Eingriffen werden heruntergespielt. Wenn Sie sich mit der Option Operation beschäftigen: Tun Sie es gründlich. Ihr Gesicht wird sich hinterher nicht mehr anfühlen wie vorher. Ihre gesamte Körperwahrnehmung wird sich verändern.

Entscheiden Sie sich für einen Eingriff, trainieren Sie Ihr Gesicht vor dem Eingriff bewusst mit Faceforming, so werden die Resultate schöner. Die Chancen für taube Stellen verringern sich. Die Heilung verläuft viel schneller, die Narben bilden sich zügiger zurück. Vor allem: Sie können das Resultat des Eingriffs dauerhaft machen. Denn ich kenne keine, noch mal: KEINE Frau, die nach zwei oder gar drei Faceliftings noch schön aussieht. Keine einzige. Auch keinen Mann …

Ich schreibe dies, weil ich zum Thema so oft befragt werde, und ich will gleichzeitig betonen: Meine Methode ist eine Alternative zu schönheitschirurgischen Eingriffen für alle Frauen und Männer, die ihr Gesicht lebendig und ausdrucksstark, einigermaßen straff und frisch und vor allem mit der einmaligen Ausstrahlung erhalten wollen.

Wer nach einer verpfuschten Schönheitsoperation zu CANTIENICA®-Faceforming als letzter Zuflucht findet – das kommt oft vor –, wird enttäuscht sein. Diese natürliche Methode kann nicht flicken, was ein Skalpell angerichtet hat.

Wer »jetzt halt mal Gesichtsgymnastik ausprobieren« möchte, weil die Muskeln fünf Jahre nach der Operation wieder hängen wie vorher, wird wahrscheinlich – Ausnahmen gibt es immer – ebenfalls enttäuscht sein. Denn symmetrische Operationen greifen in den Bauplan ein. Sie stören ihn, wie auch die Selbstwahrnehmung. Je tiefer die Einschnitte in Nerven, Sehnen, Muskeln, Bänder, umso tiefer die Folgen. Ohne Selbstwahrnehmung funktioniert meine Methode nicht. Umgekehrt steigert sich durch die Selbstwahrnehmung das Selbstbewusstsein, der Selbstwert, die Achtsamkeit – und vor allem die sinnliche Wahrnehmung.

Haltung, weil sie sofort Jahre wegzaubert

Der erste Schritt zu einem frischen Gesicht mit Ausstrahlung beginnt – bei den Füßen. Fehlstellung und Fehlhaltung der Füße haben Auswirkungen auf die Beinachse, den Stand des Beckens und des Brustkorbes, die Haltung der Wirbelsäule und des Kopfes. Deshalb muss ich Sie motivieren, vernetzt und ganzkörperlich zu denken. Immer wenn eine Frau oder ein Mann zu mir ins Studio kommt, weil die fleißigen faceformerischen Bemühungen zu Hause vor dem Spiegel keine Wirkung zeigen, ist die Haltung des übrigen Körpers dafür verantwortlich. Werden Schultern jahrelang hochgezogen, so wird der obere Rücken rund. Es verkürzt sich die Muskulatur zwischen den Rippen, im Brustkorb, um die Schlüsselbeine, am Hals. Die Verkürzung zieht an den »schwimmenden« Mimikmuskeln. Resultat sind, richtig, Nasolabialfalten. Oder Hängebäckchen. Oder beides. Auch die Steilfalte über der Nasenwurzel hat mit muskulären Verkürzungen am Oberkörper zu tun.

Jetzt gleich ausprobieren

Setzen Sie sich ganz vorne an den Rand eines Hockers. Richten Sie den Rücken auf, indem Sie den Kronenpunkt Richtung Decke dehnen. Dem Kronenpunkt begegnen Sie noch einige Male in diesem Buch: Er liegt ungefähr vier Fingerbreit hinter dem Scheitelpunkt (das ist der höchste Punkt am Kopf), da, wo die aufgespannte Wirbelsäule austreten würde, wenn sie durch den Kopf verlängert würde.

Exakt auf den Sitzbeinhöckern ausrichten, um das Becken anatomisch gut zu positionieren. Laden Sie das Kreuzbein ein, tiefer in den Körper zu kommen und als Chefwirbel die Aufrichtung Richtung Kronenpunkt anzuführen.

Die Füße stehen hüftschmal auseinander und bilden ein zartes V, das heißt, die Fersen stehen sich etwas näher als die Zehen. Die Knie stehen über den Fersen. Die Handrücken liegen federleicht auf den Oberschenkeln. Nun stupsen Sie die Fersen leicht in den Boden. Nur das. Nichts anderes. Die Fersen leicht in den Boden stupsen, ohne an der Fuß- oder Körperhaltung etwas zu verändern. »Stupsen« wähle ich als Wort nicht, weil es so schön ist, sondern weil es ungewohnt ist, weil es eine zartere Bewegung umschreibt als »sto-

ZUNGENPULS

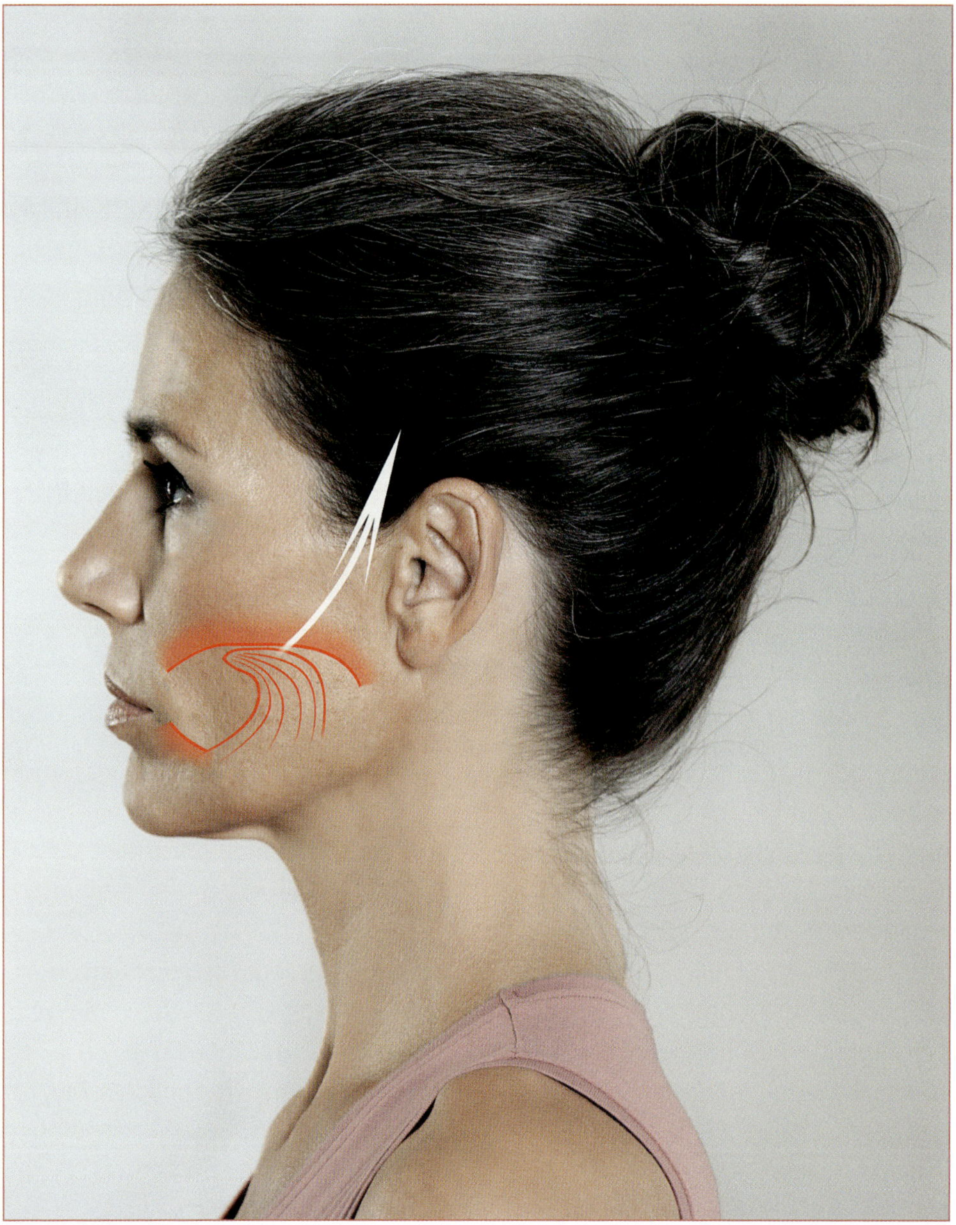

Wäre Ihre Wange durchsichtig, so sähe die Zunge im Mund ungefähr so aus. Der hintere Teil, der in den Hals führt, ist aktiv und aufgerichtet. Er benimmt sich wie ein richtig aktiver, trainierter Muskel und liegt nicht tatenlos im Unterkiefer.

ßen«, »schieben«, »pressen«, »drücken«. Das hoffe ich zumindest. Senden Sie Ihre Wahrnehmung jetzt, pardon, zu Ihrem Hintern. Spüren Sie, was die Fersenstupser auslösen? Richtig, die beiden Sitzbeinhöcker, die so heißen, weil wir im Idealfall eben auf ihnen sitzen, bewegen sich aufeinander zu.

Anatomisch bedeutet das: Die innerste Schicht der Beckenbodenmuskulatur wird aktiv, das Becken wird unten schmaler, enger, oben gehen die Knochen auseinander, die Beckenschaufeln weiten sich, die Organe erhalten mehr Raum.

Öffnen Sie die Lippen leicht und ziehen Sie die hinteren Enden der Zunge zum Gaumen hoch. Ganz einfach, nur die Zunge im Mund Männchen machen lassen (Abb. S. 22). Falls es mit dieser Anleitung nicht sofort klappt: Das Thema Zunge kommt wieder. Entspannen und der Anleitung weiter folgen.

Stupsen Sie die Fersen leicht und kurz in den Boden. Die Chance, dass Sie mit entspanntem Mund mehr wahrnehmen, ist groß. Jetzt stellen Sie die Füße A-förmig auf, also die Zehen näher aneinander, die Fersen weiter auseinander.

Stupsen Sie die Fersen in den Boden. Was machen die Sitzbeinhöcker? Nichts oder nicht viel? Das ist korrekt. Und wie fühlt sich der Kiefer an? Verkrampft? Gut. Eigentlich eher wie immer? Hoppla. Erwischt …

Setzen Sie die Füße versuchsweise in ein übertriebenes Charlie-Chaplin-V. Wahrscheinlich zieht das auch Ihre Knie auseinander. Stupsen Sie die Fersen in den Boden. Es kann sein, dass Sie nichts spüren oder gleich wie ein Blasebalg auf und ab katapultiert werden. Beides ist möglich.

Bilden die Füße in Ruhe und in Bewegung eine leichte V-Form, von Ihnen aus betrachtet, wenn Sie nach unten auf Ihre Füße schauen, so hat auch das Becken seine natürliche und optimale V-Form. Unten schmal: Das entlastet die Gelenke. Oben weit: Das schützt und stützt die Organe. Stehen die Füße von oben aus gesehen in A-Haltung, so öffnet sich der untere Beckenrand, der obere Rand verengt sich als Folge. Das belastet Knie, Hüftgelenke, Kreuzbeingelenke, Lendenwirbel. Und natürlich die Füße. Außerdem werden die Organe des Unterleibs durch den Druck des oberen Beckenrandes nach unten geschoben. Zwischen A und V steht das H, nicht nur im alphabetischen Sinne: Es schadet weniger als die A-Form und nützt weniger als die V-Form.

Die Gelenke der Beine, des Beckens, des Rückens werden auf Dauer belastet, die Organe haben weniger Halt als beim V-förmigen Becken.

Kurzformel: Füße in V-Position. Ihre Faust passt zwischen die Fersen und zwischen die Knie.

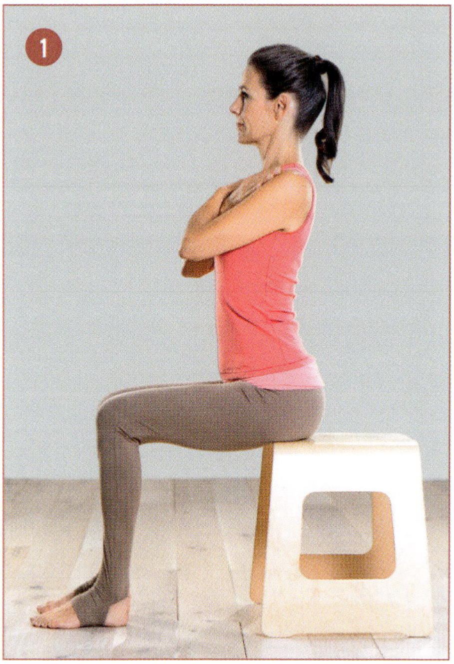

HALTUNG WAHRNEHMEN

Oben: Das ist ein Hohlkreuz.
Unten links: So sieht ein Rundrücken aus.
Unten rechts: die perfekte Aufspannung.
Achten Sie auf die Unterschiede im Gesicht von Helen.

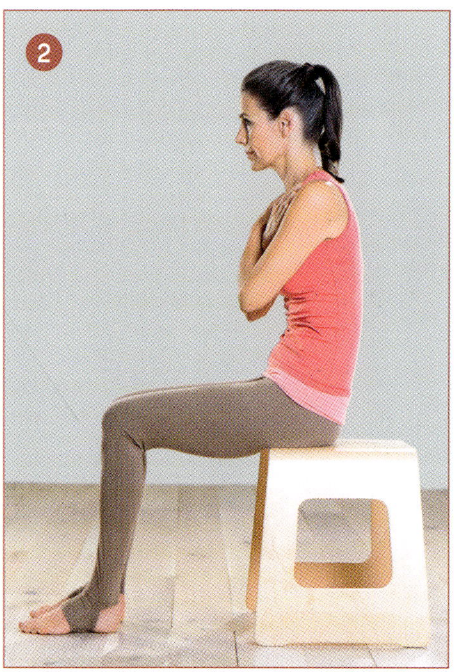

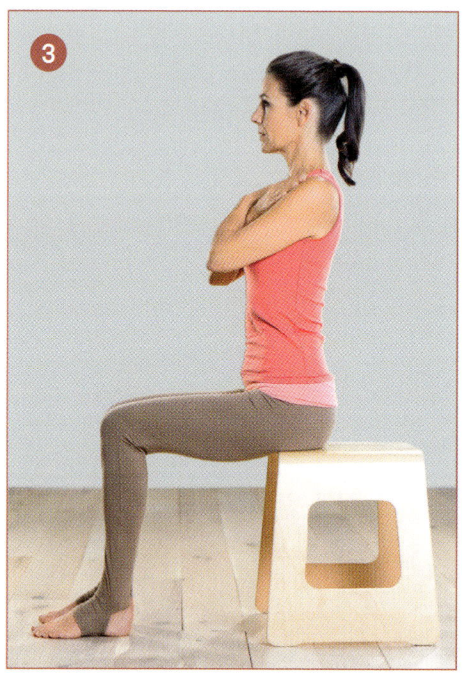

Experimentieren Sie mit Ihrer Wahrnehmung

- Was passiert, wenn Sie das Becken nach oben kippen, Richtung Bauchnabel? Der Rücken wird im besten Fall flach, im schlimmsten rundbucklig. Die Schultern sausen zu den Ohren, der Unterkiefer schiebt sich vor.
- Kurz aufspannen, damit Sie bei diesen Kapriolen keinen Schaden nehmen. Ziehen Sie die Gesäßmuskeln an, so kräftig Sie können. Jetzt auch noch den Bauchnabel einziehen – fertig ist das Zitronengesicht: Mund verkniffen, Augen schmal, Kiefer verspannt. Wieder aufspannen, dehnen. Entspannen. Kopf in den Nacken werfen. Was passiert?
- Umgekehrt: Das Kinn auf die Brust absenken. Und schon kommen die Schultern hoch, die Backen blähen sich auf, das Gesicht hängt.
- Ziehen Sie die Knie zusammen, zu X-Beinen. Nehmen Sie wahr: Was geschieht mit dem Becken, mit den Oberschenkeln, mit dem Bauch, dem Gesicht?
- Und was spüren Sie, wenn Sie O-Beine machen? Springen sofort die äußeren Gesäßmuskeln an? Die Knie schmerzen an der Innenseite, aha! Das Becken fühlt sich kurz und gestaucht an?

So. Genug vom körperfeindlichen Experimentieren. Die Füße wieder V-förmig stellen und die Wahrnehmungsübung mit positiver Haltung – mit dem guten neuen Muster – abschließen: Auf den Sitzbeinhöckern ausrichten. Scham- und Steißbein senkrecht aufrichten. Den Kronenpunkt nach oben dehnen. Die linke Ferse in den Boden stupsen, dann die rechte, dann wieder die linke.

V-FÜSSE

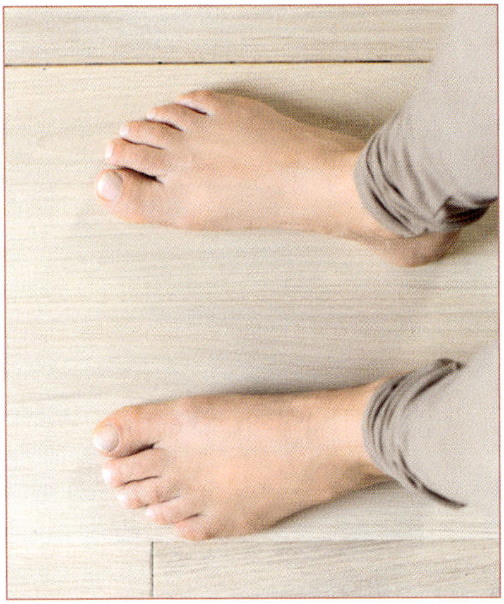

Blick von oben auf Ihre Füße: Stehen sie in ultrazarter V-Form, so steht das Becken perfekt.

Faustregel: Die Fersen stehen so schmal wie die Sitzbeinhöcker, der Außenrand der Zehen liegt auf einer Linie mit dem Beckenkamm.

> Ich weiß nicht, ob das **Forum** auch dafür ist, Begeisterung zu teilen. Ich kann gerade nicht anders: Ich habe nun zwei Tage mit der Atmung experimentiert und bin sehr begeistert, welchen Unterschied es macht auf ALLES ! Diese Entspannung im gesamten Gesichtsbereich, sobald die Lippen leicht geöffnet sind, und die sofortige Anspannung /Verspannung, wenn sie geschlossen sind – Wahnsinn!!! So werde ich wohl zwangsläufig zu einem entspannteren Menschen. Ich habe mir überall in der Wohnung (am Esstisch, am Schreibtisch ...) kleine Spiegel aufgestellt, die mich erstens daran erinnern und mir zweitens helfen, das zu kontrollieren. Ich finde es immer wieder spannend, wie sich die Innenwahrnehmung ändert mit der Übung: Anfangs hatte ich die Lippen zu weit geöffnet, inzwischen fühlen sie sich weit und weich und sehr offen an, dabei ist es im Spiegel nur ein Spalt. Und welchen Unterschied die natürliche Atmung mit der aufgestellten Zungenwurzel macht! Das hätte ich nicht erwartet. Egal welche Übung/Position, alles profitiert davon ... Vielen, vielen Dank für diese wundervolle Methode, liebe Frau Cantieni, für die ständige Weiterentwicklung und für dieses Forum. Allen einen leichten Tag.
>
> **Anja-Sophia,**
> ***www.cantienica-forum.com***

Die Tiefenmuskulatur im Gesicht vernetzen

Ich habe Faceforming zuweilen als »Lifting ohne Messer« beschrieben. Je älter ich selber werde, umso weniger gefällt mir der Vergleich. Faceforming ist eben kein Lifting. Es ist die Möglichkeit, das Bestmögliche aus dem, was ist, herauszuholen. Die Muskeln werden angehoben, neu vernetzt und aufgespannt. Und zwar so, wie es dem natürlichen Bauplan entspricht.

Bleibt das Argument mit der Zeit, die aufgewendet werden muss. Die Operation geht nicht schneller. Ein Freund ließ sich vor Kurzem liften. Er war zwar einen Tag nach der Operation wieder zu Hause, aber eine Woche mit Verband, drei Wochen konnte er nicht unter Leute, ein halbes Jahr ging er zweimal pro Woche zur Lymphdrainage. Er muss sich jetzt hinter den Ohren rasieren. Den

Versuch, die Narben vom Friseur kaschieren zu lassen, hat er aufgegeben.

Investieren Sie drei Wochen, um die Übungen in diesem Buch zu erlernen.

Zum Einsteigen ist es ideal, jeden zweiten Tag 20 bis 30 Minuten zu trainieren. Sie spüren schon nach dem ersten Training einen Unterschied. In meinen Privatlektionen mache ich von den Klientinnen und Klienten oft Vorher-nachher-Fotos; es ist immer ein Unterschied sichtbar. Mit einem Smartphone können Sie die Veränderungen selber dokumentieren.

Nach drei Wochen sind die neue Ausrichtung der Knochen, die Aufspannung der Muskeln, die Mikrobewegungen in der Tiefenmuskulatur des Gesichts vertraut wie eine zweite Haut. Das Erarbeitete wird »unsichtbar« in Ihren Alltag schlüpfen, es wird zur neuen Gewohnheit. Sie »faceformen« beim Lesen, auf dem Weg zur Arbeit, unter der Dusche, am Computer.

Das Risiko liegt bei null: keine Schmerzen, keine Narben, keine unliebsamen Nebenwirkungen. Die Liste der angenehmen Nebenwirkungen ist hingegen lang und imposant. Die vernetzte Muskulatur gibt den vielen Schädelgelenken Halt und Stütze, Zähneknirschen verflüchtigt sich wie von Zauberhand. Ebenso das Schnarchen. Arthrosen der Kiefergelenke heilen aus. Spannungskopfschmerzen haben ein Ende. Viele Tinnitusgeplagte berichten, der unangenehme Ton im Ohr sei weg. Die Sehkraft kann sich verbessern. Schluckbeschwerden, chronische Heiserkeit verschwinden. Die Stimme wird durch die aufgespannte Haltung tiefer und voller. Viele Sängerinnen und Sänger finden durch CANTIENICA®-Faceforming zu ihrer vollsten und schönsten Stimme.

Auch meine Stimme hat sich positiv verändert, sie ist tiefer und voller. Und, es grenzt an ein Wunder: Ich singe. Ich nehme fast wöchentlich Gesangsunterricht und staune über das »Faceforming von innen«.

Die Anbieterliste auf https://cantienica.com/studiofinder/ hilft Ihnen bei der Suche nach Gesangsinstruktoren*innen oder Logopäden*innen, die meine Methode in ihrem Fachgebiet um- und einsetzen. Beachten Sie bitte auch die Testimonials, mehrere handeln von der Schönheit und Fülle der Stimme durch die CANTIENICA® -Methode für Körperform und Haltung.

Aufspannung macht die Stimme schön

Als Heilpraktikerin, ehemalige CANTIENICA®-Instruktorin und Sängerin unterrichte ich seit einiger Zeit Gesang. Es ist wunderbar, zu sehen und vor allem zu hören, wie die richtige Aufspannung das Instrument Körper stimmt. Das Prinzip Zug–Gegenzug, das sich durch die ganze Methode und bis in des Sängers Kopf (wörtlich gemeint!) wie ein roter Faden zieht, ist Grundlage für den richtigen und schönen Ton. Wenn das Kinn im 90-Grad-Winkel zur Wirbelsäule steht, hat der Kehlkopf die richtige Aufspannung, kann sich so bewegen und in die Vertikale aufspannen, wie er es braucht. Und in seinem Innern machen die Stimmbänder das, was sie sollen, nämlich richtig und frei schwingen, ohne Krampf. Die gut bewegliche Zunge, die ihren Platz immer wieder am harten Gaumen einnimmt und dadurch keinen Druck nach unten weitergibt, den Oberkiefer in seiner Aufspannung unterstützt und eine gute Artikulation erst möglich macht, wird durch das Faceforming-Training so nebenbei mitgeliefert. Die Lippen drücken nicht gegen die Zähne, sondern pflücken reife Kirschen (die alten Sänger nannten das »Schnute«) und helfen mit, den Ton noch ausdrucksvoller zu gestalten, weil der Resonanzraum zwischen den Lippen und den Zähnen dazukommt. Das Gaumenzäpfchen dehnt sich in der Vertikalen zum Kronenpunkt und gibt damit den Innenraum frei für Resonanz und Wohlklang. Die viel gerühmte Tonstütze ist auch nichts anderes als der lang gedehnte, reaktionsfähige und mit der Beckenmuskulatur vernetzte CANTIENICA®-Bauch, der schnell reagieren kann und nicht steinhart wie ein Brett mit viel Kraft gehalten wird.
Und das Allerschönste ist natürlich die CANTIENICA®-Atmung! Es gibt da keinerlei Druck des Zwerchfells auf die inneren Organe, sondern der Zwerchfell-Himmel dehnt sich zu den Flanken hin in die Weite, vermittelt ein wunderbar leichtes Atemstützgefühl und gleichzeitig die Freude, einen unglaublich langen Atem zu haben, der noch dazu leicht zu führen ist. Feine Möglichkeit für die vielen inkontinenten Sänger und Sängerinnen, die sich durch Zwerchfelldruck nach unten die Organe aus dem Leib singen, anstatt Wohlklang zu verbreiten.

Christina Bierler, Jahrgang 1953
Heilpraktikerin und Gesangslehrerin

Diese Muskeln werden vernetzt

AN DER KRONE HÄNGT, ZUR KRONE DRÄNGT DOCH ALLES

Im ersten Schritt zum straffen Gesicht werden die Muskeln am Hinterkopf und von der Stirn her in Richtung Kronenpunkt dirigiert, werden von unten nach oben und von vorne nach hinten ausgerichtet und gekräftigt. »Kronenpunkt« bezeichnet die Stelle, an der die Muskeln des Hinterkopfes, der Stirn und der Ohren zusammenlaufen. Hier wachsen die Schädelknochen beim Neugeborenen zuletzt zusammen. Sie finden den Kronenpunkt, wenn Sie mit der einen Hand von der Stirn zum Hinterkopf fahren und mit der anderen Hand vom Nacken nach oben oder wenn Sie der Ohrachse nach oben folgen.

Da, wo sich die Hände treffen, wartet Ihr Kronenpunkt auf Arbeit.

RAHMENMUSKELN UM DIE OHREN UND AM KIEFER

Im zweiten Schritt werden die Rahmenpunkte ums Ohr, am Haaransatz, an den Schläfen, am Kiefer stimuliert und dazu angeregt, nach hinten oben aktiv zu werden. Diese Übergangspunkte zwischen Hinterkopf und Mimikmuskulatur im Gesicht sind für den Erfolg von CANTIENICA®-Faceforming wichtig. Wer hier Zeit sparen möchte, spart am falschen Ort.

ZUR KRONE

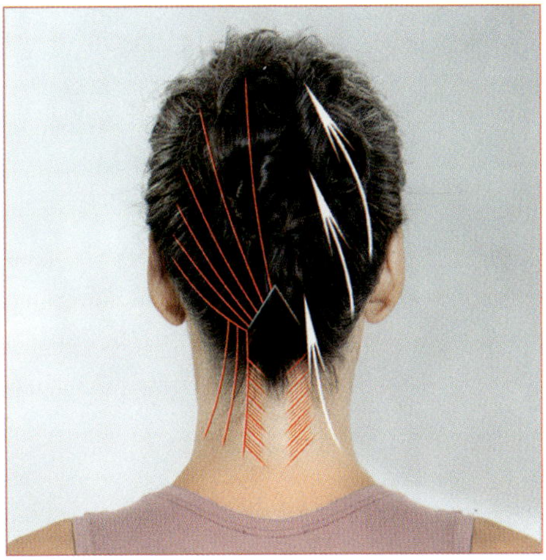

Der Hinterkopf besitzt viele Muskeln, und jeder Muskel am Körper ist wichtig. Durch die bewusste Ausrichtung der Nacken- und Schädelmuskeln nach oben entsteht Leichtigkeit für den Kopf und den Nacken.

DAMIT MACHEN SIE SICH SCHÖNE AUGEN

Die Schritte 1 und 2 vorausgesetzt, lassen sich die Muskeln an der Stirn, unter den Augenbrauen, am Oberlid und am Unterlid vorzüglich vernetzen und straffen.

CANTIENICA®-Faceforming bietet Ihnen ein Set exklusiver Übungen für die Augenmuskeln, mit denen Sie jederzeit die Sehkraft und Ihr Aussehen auffrischen können.

OHRPUNKTE

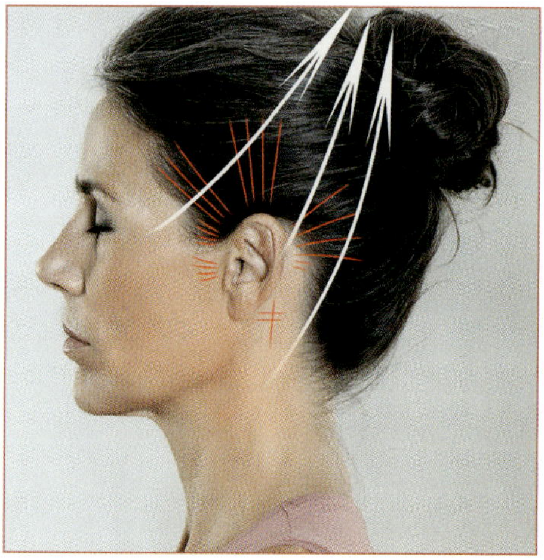

Die Muskeln vor, über und hinter den Ohren verbinden die Mimikmuskulatur mit der Schädelmuskulatur. Sie spielen bei Ihrer Entfaltung also eine wichtige Rolle.

AUGENMASKE

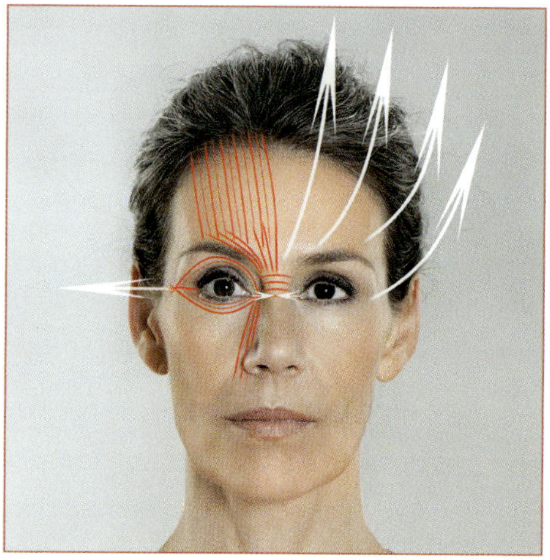

Feinarbeit an den Augen kräftigt und stärkt die Augenlider, hebt die Brauen und strafft die Stirn. Die Stimulationen für die Muskeln sind behutsam und zart.

MUSKELVERNETZUNG AN KINN, WANGEN, MUND UND HALS

Jetzt erst geht es an die schwimmenden Muskeln am Hals, am Kinn, um den Mund, an den Wangen und unter den Augen. Bei diesen Muskeln »wütet« die Schwerkraft am meisten – wenn wir sie wüten lassen.

Als Ordnungsprinzip in Raum und Zeit ermöglicht uns dieselbe Schwerkraft die Aufrichtung und Aufspannung durch Muskelkraft. Das gilt für die mimische Muskulatur wie für alle anderen Muskeln am Körper. Die wichtigste Maßnahme mit Soforterfolg bei erschlafften Mundwinkeln, Nasolabialfalten und Hängebäckchen ist die Aufrichtung des Körpers.

AUFSPANNUNG TOTAL

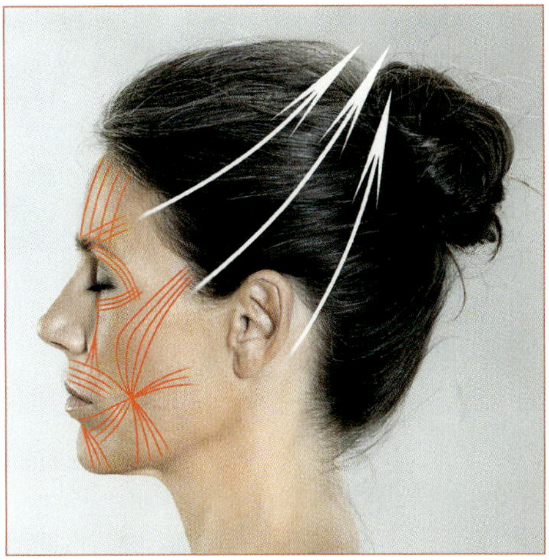

Feinarbeit an den Nasolabialfalten, am Mund und an den Wangen: Auch hier straffen sich die Muskeln durch Vernetzung und durch Zugspannung.

Warum und wie CANTIENICA®-Faceforming wirkt

BEI ZÄHNEKNIRSCHEN

Durch die Vernetzung der gesamten Tiefenmuskulatur an Hals, Kehlkopf, Mundinnenraum, Ohren und Hinterkopf sitzen die Kiefergelenke wieder fest in Muskeln, Sehnen, Bändern. Sie kommen gar nicht mehr auf die Idee, nachts zähneknirschend Halt zu suchen. Ich war selbst eine furchtbare Knirscherin, die Schutzschiene für die Zähne hatte ich in wenigen Nächten durchgebissen. Die Zähne abgeschabt, die Kieferknochen geschunden vom Mahlen, ein Kiefergelenk stark arthrotisch. Kein Mensch hielt es neben mir im Bett aus. »Psychisch bedingt«, sagte der eine Arzt. »Stressbedingt«, sagte der nächste. »Kommt von der Skoliose, da kann man nichts machen«, der übernächste. Seit ich mein Faceforming anwende, trübt nur selten, in ganz argen Stresssituationen (für die habe ich ein Händchen) eine kurze Knirschattacke meinen Schlaf. Ansonsten erwache ich mit entspanntem Kiefer, entspannten Muskeln, die Arthrose ist vollkommen ausgeheilt, die Gelenkteile sind »wie neu«.

BEI MIGRÄNEATTACKEN

Es gibt unterschiedliche Formen der Migräne. Jene Form, die von einem eingeschränkten oder eingeklemmten Nerv zwischen Schädelbasis und oberstem Halswirbel ausgelöst wird, kann durch die perfekten Ausrichtungen der Halswirbel und des Schädels samt allen Schädelgelenken verhindert werden. Können die Hauptnerven samt ihren vielen Verästelungen ihre Bahnen ungehindert ziehen, so kommt es nicht zu Schmerzattacken. Interessanterweise berichten mir indes auch viele Frauen in und nach der Menopause, ihre angeblich hormonbedingte Migräne bleibe entweder aus oder könne durch sofortiges aktives Aufspannen der Wirbelsäule und der Kopfmuskulatur verhindert oder wenigstens erleichtert werden. Wie das funktioniert, weiß ich noch nicht sicher. Ich vermute, dass die Hormonlage die Haltung beeinflusst, die Haltung wiederum auf die Nerven drückt und somit auch bei der hormonell bedingten Migräne eine große Rolle spielt. Wenn Sie zu den Schmerzgeplagten gehören: Probieren Sie es doch einfach aus, Sie haben ja nichts zu verlieren – aber viel zu gewinnen.

GEGEN SCHNARCHEN

Kommt das nächtliche Schnarchen von erschlaffter Muskulatur an Hals, Kehlkopf, Rachen, Gaumen, so kann Faceforming helfen oder das unangenehme nächtliche Rasseln zumindest erträglich machen. Vor allem die Zungenübungen sind vorzügliche Entschnarcher. Nach meiner Erfahrung spielt das Kissen eine Rolle. Ungünstig sind vorgeformte Kissen zur Stützung der Nackenmuskulatur: Muskeln wollen nicht gestützt, sondern benutzt werden. Die Stützkissen wirken wie Schuheinlagen: Sie simulieren die Arbeit der Muskeln und schwächen sie so nachhaltig. Was tun? Gehen Sie mit einem leicht aufgeblasenen, stabilen Ballon ins Bett. Der Ballon kommt unter den Schädel (nicht unter den Nacken). Das fühlt sich anfangs ungewohnt und sehr wacklig an. Doch die tiefen Schichten der Mund-, Nacken- und Schädelmuskulatur, die beim Schnarchen eine Rolle spielen, regulieren genau dieses Wackeln.

BEI TINNITUS

Es gibt viele Ohrgeräusche, die durch Fehlhaltung entstehen. Entweder durch eine schlaffe Haltung, einen Rundrücken oder wenn der Kopf vorgereckt wird. Aber auch bei der »Nofretete-Haltung«, die vor allem bei Frauen mit langem, vorgerecktem Hals vorkommt, kann das Ohrgeräusch durch Veränderung der Kopfhaltung und durch Mobilisierung der Kopfgelenke wie auf Knopfdruck abgestellt werden. Jeder der vielen Nerven am Kopf (für Profis: die Nerven Maxillaris, Facialis, Mandibularis, Ophthalmicus, Zygomaticus, Vestibulocochlearis, Trigeminus) mit ihren vielen Verästelungen in unmittelbarer Ohrnähe kann an einem der vielen Gelenkteile reiben und via Knochenschall ein Geräusch im Ohr auslösen.

Haben Sie keine Beschädigung des Innenohrs oder des Ohrnervs, kommt und geht Ihr Ohrgeräusch vielmehr nach unerfindlichen Kriterien, so haben Sie gute Chancen, dass sich Ihr Leiden durch Arbeit an der Körper- und Kopfhaltung positiv beeinflussen lässt.

Tinnitus wie weggeatmet

Mit einer Patientin, die seit drei Monaten wöchentlich zu mir kommt, habe ich die Atmungen aus dem CANTIENICA®-Faceforming gemacht. Nach nur zwei Wochen berichtete sie, dass ihre Gesichtsmuskeln viel lebendiger sind und sich dauernd von selbst hochziehen. Und seit zwei Tagen ist ihr Fiepen im Ohr (Tinnitus) weg.

Solveig Hoffmann, Jahrgang 1955
Ärztin und CANTIENICA®-Therapeutin, Teneriffa

BEI KIEFERGELENKARTHROSE, KIEFERKNACKEN

CANTIENICA®-Faceforming vernetzt einerseits die gesamte Tiefenmuskulatur am Kopf. Das bettet die Gelenke in ein schützendes, stützendes Muskelnetz.

Andererseits werden die kleinen und kleinsten Gelenke mobilisiert. Für das Kiefergelenk bedeutet das: Der Gelenkspalt wird vergrößert. Und wenn die Reibung entfällt, kann sich der Knorpel an den Gelenkteilen wieder erholen.

Kommt das Kieferknacken von einem hypermobilen Gelenk, so kann ihm Faceforming Halt und Stütze geben. Ein bisschen komplizierter ist es, wenn sich ein zweites Gelenk gebildet hat, was offenbar gar nicht so selten ist: Ein Kind oder Jugendlicher renkt sich den Kiefer aus und bemerkt es nicht – da baut sich der kluge Körper einfach nach, was er braucht.

BEI SCHIEFHALS-SYNDROM KISS/KIDD, SCHLEUDERTRAUMA, SKOLIOSE

Feinarbeit an der Kopfhaltung und an den Kopfgelenken unterstützt jede Wirbelsäulentherapie. CANTIENICA®- Faceforming korrigiert die Schiefhaltung des Kopfes, unterstützt jede Therapie nach einem Schleudertrauma sehr positiv – und kann sogar die Zahnschiefstellung, die durch starke Verkrümmung der Wirbelsäule entsteht, mindern, lindern, gerader richten.

Dafür braucht es indes schon Ausdauer. Ich stellte nach acht Jahren Faceforming fest, dass meine Schlüsselbeine gerade und gedehnt waren, der Kopf nicht mehr nach rechts kippte, wenn ich mit jemandem spreche, und dass meine Zähne viel gerader im Mund standen. Ich habe nicht darauf hingearbeitet, ich hätte gar nicht zu träumen gewagt, dass ich die Form meines Kiefers, meines Gaumens verändern kann.

Ich wurde ja schon ausgelacht, wenn ich sagte, die Skoliose lasse sich begradigen, solange noch nichts an den Wirbeln nachhaltig kaputt oder gar schon operiert sei. Ich wunderte mich, weshalb ich in unregelmäßigen Abständen mit der gleichen Zahnseide nicht mehr zwischen die Zähne kam.

Wenn Sie sich auf das Abenteuer einlassen, Fehlstellungen des Atlas, des Kopfes, der Kopfgelenke (für Profis: die Kopfgelenke Basilare, Occipitale, Sphenoidale, Nasale, Ethmoidale, Kiefergelenke) durch stete, filigrane Arbeit wieder zu richten, so stehen Sie ziemlich allein da und können wahrscheinlich nicht auf den ermunternden Support Ihres Arztes oder Apothekers zählen. Nur die sehr, sehr, sehr fortschrittlichen Ärzte, Therapeuten und Chiropraktiker werden Sie unterstützen.

Falls Sie nur ein ungläubiges Kopfschütteln ernten: Lassen Sie sich nicht entmutigen! Die Methode ist so behutsam, Sie können nichts kaputt machen! Hätte ich auf meine Ärzte gehört, dann hätte ich die Methode gar nie entwickelt. Brauchen Sie Unterstützung, weil die Entwicklungs-, Reaktions-, Veränderungsschmerzen arg sind, empfehle ich Ihnen natürlich zuerst einen Therapeuten, eine Therapeutin, die mit meiner Methode arbeitet. Adressen siehe https://cantienica.com/studiofinder.

> **Liebe Benita,**
> seit etwa drei Wochen mache ich das Faceforming-Training, sehe bereits einige positive Resultate im Gesicht. Nach diesem Training habe ich immer gute Stimmung, fühle mich innerlich gut, einfach ein tolles Gefühl. Schon alleine sich hinzusetzen und für sich Zeit zu nehmen, beruhigt mich. Toll!
>
> **Doris aus Udine, Italien**

BEI GESICHTSLÄHMUNGEN, GEFÜHLLOSEN STELLEN

Ich habe positive Erfahrungen mit meinen Behandlungen bei Lähmungen nach Schlaganfällen, nach viralen oder bakteriellen Erkrankungen (FSME, Borreliose), nach Unfällen und nach Tumoroperationen gemacht. Wir – die Klientin/der Klient und ich – sprechen mit den Muskeln und ermutigen die gesunde Seite dazu, der erkrankten zu zeigen, wie es geht.

Werden die Hände über Kreuz gelegt, also die linke Hand auf die rechte Seite, die rechte Hand auf die linke Gesichtsseite, so unterstützt und beschleunigt das Gehirn die Informationsübertragung von der gesunden auf die kranke Seite. Die Erfolge sind teilweise sensationell bis unglaublich. In anderen Fällen, vor allem wenn Nerven verletzt oder durchtrennt sind, kann mit viel Ausdauer die Wahrnehmung verbessert werden. Kaputte Nerven können durch das Training leider nicht repariert werden. Geschwächte Nerven kommen zurück in die Kraft.

Liebe Benita,
habe jetzt drei Wochen gründlich »face-geformt« und muss sagen: Bravo! Was mir als Therapeut auffällt, ist die weitgehende Übereinstimmung der Druckpunkte mit den klassischen Akupunkturpunkten. Selbst versierten TCMlern ist die Verbindung der Gesichtsmeridiane zum Kronenchakra nicht geläufig. Auf alle Fälle ist das ein dankbares Forschungsfeld!
Bei mir ging es los mit rachitischem Brustkorb, Morbus Scheuermann, später Hallux rigidus, Migräne (drei Tage pro Woche), Tinnitus, irgendwann fast zwangsläufig Depressionen. 13 Jahre Antidepressiva geschluckt. Immer bekümmerter in mich zusammengesunken. (Ja, senkrechte Stirnfalte, Nasolabialfalte und veritable Hängebäckchen.)
Ich fühle mich dank der Übungen mittlerweile erstaunlich leicht, aufrecht, selbstbewusst. Nicht mehr der schlurfende Underdog. Keine Tabletten mehr. Und Wunder über Wunder, es geht!

Bernd aus Augsburg

2

In drei Wochen erlernen, für den Rest des Lebens können

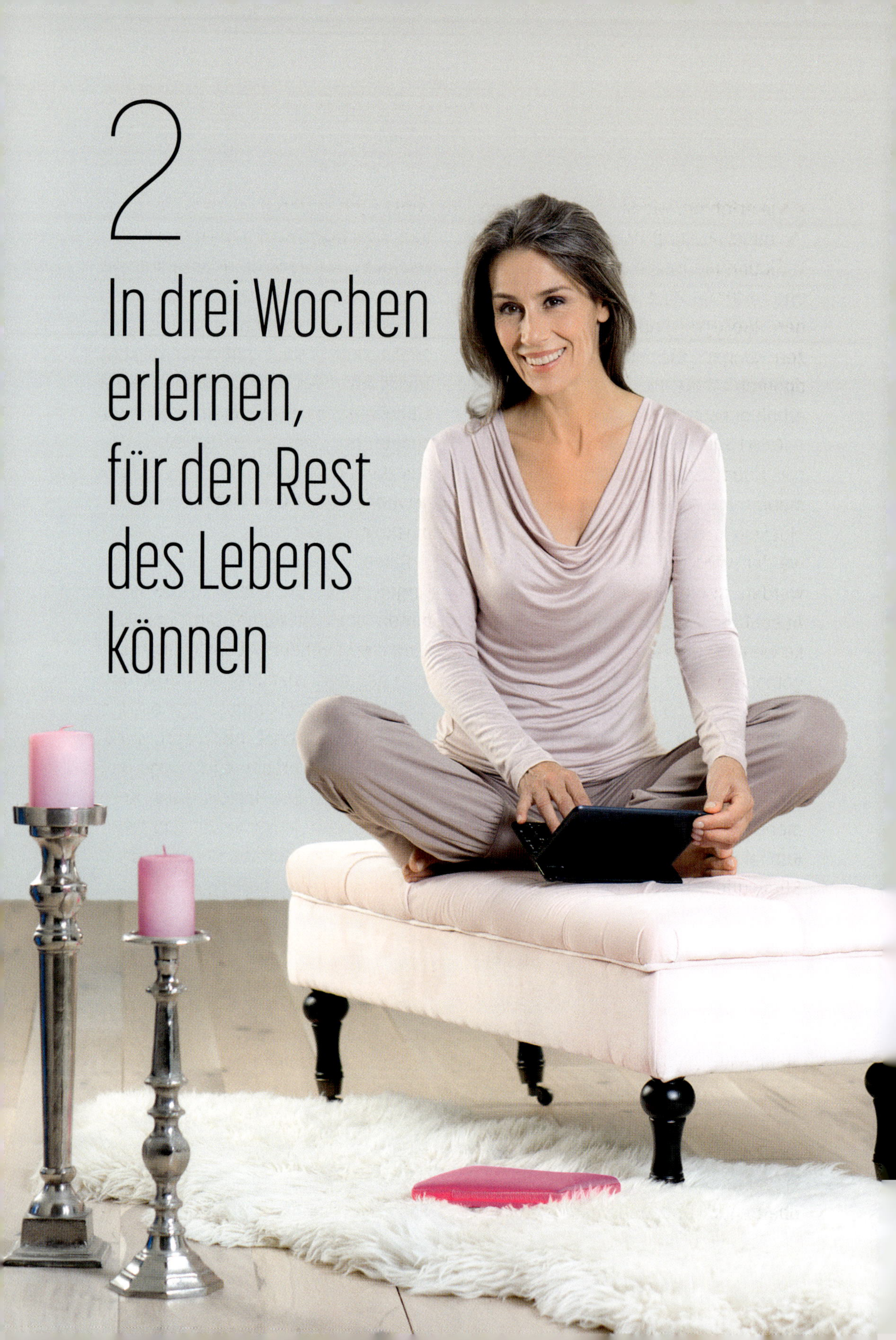

Sie erfahren, wie Sie durch Aufspannung, Atmung und gezielte Stimulation die fast hundert Muskeln an und in Ihrem Kopf wahrnehmen, dehnen, kräftigen und vor allem vernetzen können. Die Mimik verjüngt sich dadurch sofort. Sie werden frisch und erholt aussehen.

CANTIENICA®-Faceforming arbeitet zur Hauptsache über Ihre Wahrnehmung, von innen nach außen; alle Muskeln im Mund, im Gaumen, am Hals werden vernetzt. Die Schädelknochen werden so mobilisiert, dass Sie die Ausdehnung spüren können. Die Gelenke werden geschmeidig und beweglich gemacht und in der schützenden Tiefenmuskulatur des Schädels vernetzt.

Viele dieser Muskeln lassen sich durch das Prinzip der Zugspannung erreichen und aktivieren. Die schwimmenden Mimikmuskeln, die Sie aus Kapitel 1 kennen, brauchen etwas mehr Stimulation. Durch zarte Impulse der Punkte, an denen sich Muskeln kreuzen, verbinden oder miteinander verwachsen, »lernen« die Muskelstränge wieder, sich jugendlich straff nach hinten oben auszurichten, aufzuspannen. Da Sie diese Muskeln naturgemäß nicht direkt erreichen können, werden diese stimulierenden Impulse auf der Haut ausgeführt und durch die Haut und das darunterliegende Binde- und Fettgewebe auf die fein verästelte Mimikmuskulatur übertragen.

Diese Übertragung ist kinderleicht. Finger hauchzart auflegen und nach hinten oben pulsieren. Die unter der Haut verlaufenden Muskeln übernehmen den Puls oder Takt der Berührung und straffen sich sofort. Die einzige Schwierigkeit dabei: hauchzart, wirklich hauchzart arbeiten! Ich wage den Vergleich mit der Homöopathie: Knochen, Sehnen, Muskeln, Faszien brauchen nur die Information, ganz ohne Gewalt.

Jede Hand kann es, und jeder Muskel kann es

»Ich finde die Punkte in meinem Gesicht nicht!« Wie oft habe ich diesen Satz schon gehört. Meine Antwort: Sie können die Punkte gar nicht verfehlen, es sind so viele Muskeln, die sich kreuzen und verbinden und ineinander übergehen. Und außerdem sind Muskeln ausgesprochen großzügig, sie nehmen jeden, aber auch jeden Impuls, ihre Natur zu leben, dankbar an und auf. Selbst wenn Sie einen Finger zwei Millimeter neben den absoluten Mittelpunkt der Muskelkreuzung legen, werden die Fasern reagieren – und Ihre Finger magisch an den richtigen Ort ziehen. Ich ermutige Sie, Ihrer Selbstwahrnehmung zu vertrauen. Es setzt mich regelmäßig in Erstaunen, wenn Menschen von 50 und mehr Jahren sich nicht zutrauen, im eigenen Gesicht Muskelkreuzpunkte zu ertasten, es indes als selbstverständlich erachten, dass ich die Punkte auf Anhieb finde in einem Gesicht, das ich zum ersten Mal sehe und berühre. Das hat wahrscheinlich mit einer anderen gründlichen kulturellen Prägung zu tun, nämlich mit dem Hang, Autoritäten ernster zu nehmen als sich selbst. Also noch einmal: Niemand kennt Ihr Gesicht besser als Sie selbst. Ihre Muskeln warten nur darauf, aus dem Dornröschenschlaf geweckt zu werden.

Sie können eigentlich nur dies falsch, so richtig, richtig falsch machen: zu grob arbeiten, zu hart pressen, drücken, ziehen. Sie möchten ja nicht neue Falten in die Haut manövrieren, sondern die Muskulatur unter der Haut straffen.

Die Muskeln – der Grund für Ihre Einmaligkeit

77 Muskeln machen Ihr Gesicht so einmalig, wie es ist. Vernetzt mit Hals und Nacken, sind gar 97 Muskeln beteiligt. Diese sind raffiniert auf verschiedenen Schichten vernetzt und verwoben, mit Längs- und Querverstrebungen und einer vollständigen Faszienschicht, die dem Muskelnetzwerk Halt und Stütze geben. Bei Kindern ist die Kopfmuskulatur gespannt, elastisch, das Bindegewebe und die Haut sind prall. Schauen Sie wieder einmal einem Kind ins Gesicht. Das Faceforming-Trainingsprogramm bringt Ihrem Gesicht diese Spannkraft wieder. Zwar lässt mit den Lebensjahren die Zellerneuerung nach, die Kollagenschicht wird dünner, die Haut und das Gewebe altern. Daran lässt sich allen Versprechungen der Kosmetikindustrie zum Trotz nichts ändern. Diese natürliche Alterung kann auch Faceforming nur bedingt stoppen.

Die meisten und tiefsten Falten in der Gesichtshaut rühren nicht von dieser Ausdünnung der Haut her, sondern von Muskelkontraktionen, von Verspannungen der Haut aus der tief darunterliegenden Muskulatur. Am einfachsten kann ich das mit der Steilfalte über der Nasenwurzel erklären. Wer die Brauen kurz im Zorn zusammenzieht und wieder entspannt, nützt diese Mimikmuskulatur in angemessener Weise. Wer die Stirn aus Gewohnheit zusammenzieht, ohne Zorn, beim Lesen oder Telefonieren, vielleicht um die Kurzsichtigkeit auszugleichen, gräbt sich selbst die Steilfalte in die Stirn.

Ein anderes Beispiel: Viele Frauen ziehen die Augenbrauen hoch, weil dann die Augen größer scheinen – und übersehen dabei, dass sie dafür die Stirn in Querrillen legen. Außerdem überdehnen die hochgezogenen Brauen den Ringmuskel des Oberlids. Entspannt sich die Stirn, dann senkt sich die Braue, das Oberlid hängt – Dackelblick.

Sie haben ein Aha-Erlebnis? Okay. Mehr Beispiele: Mundwinkel nach unten ziehen, gepaart mit Gewohnheit, führt zu einem griesgrämigen Ausdruck (weiß ich aus eigener Erfahrung). Die Oberlippe zum Spitzmündchen zusammenziehen legt diese in fiese kleine Senkrechtfältchen. Schultern, die über Jahre chronisch hochgezogen wurden, verkürzen die Muskulatur am vorderen Brustkorb. Doppelkinn und Nasolabialfalten sind der Gewohnheit Dank. Werden die Lippen konstant an- oder gar durch die Zähne gezogen, dünnen sie aus. Nasekräuseln kräuselt eben die Haut und legt sie seitlich an der Nase in Querfalten. Verengte Augenlider führen zu Falten am Oberlid, am Unterlid oder zu Krähenfüßen und zu einem verkniffenen Gesichtsausdruck.

Falten sind natürlich

Bleiben noch die Lachfalten. Als ich 21 war, erklärte mir die Chefdekorateurin im Modegeschäft, in dem ich arbeitete: »Wenn du weiterhin so lachst, kriegst du Falten.« Sie versuchte mir allen Ernstes beizubringen, wie ich ohne Augen lachen kann. Will ich doch gar nicht. Eine meiner liebsten Freundinnen versuchte 18 Jahre später noch mal, mir faltenfreies Lachen beizubringen. Wieder ergebnislos.

Ich lache immer noch über mein ganzes Gesicht. Allerdings verdanke ich meiner Faceforming-Methode, dass sich die Falten nach dem Lachen wieder mehr oder weniger glätten, weil eben die Muskeln, die für das Lachen mit den Augen zuständig sind, ziemlich straff und prall sind und die darüberliegende Haut von dieser Straffheit profitiert. Dieser Punkt ist mir ganz wichtig, deshalb noch einmal: Gegen Falten ist nichts einzuwenden. Ich bin, während ich dieses schreibe, 75 Jahre alt geworden. Ich finde es seltsam, wenn Menschen sagen: »Sie haben sich aber gut gehalten!« Oder: »Wow, das sieht man Ihnen aber nicht an!« Oder: »Sie sehen nicht wie 75 aus.« Doch, ich sehe genau so aus, wie ich mit 75 eben aussehe. Auf die »Brille Fielmann«-Frage, ob ich alles noch einmal so machen würde, wenn ich von vorne anfangen könnte: Ich hätte Faceforming gerne früher entdeckt und entwickelt, nicht erst mit 48 … Wer sich nicht einfach der Schwerkraft ergibt, sondern sich in ihr aufspannt, der lässt die Muskulatur für sich arbeiten. Die vernetzte Muskulatur ist für das Gesicht eine Art Stretchmaterial, das sich kurz in Falten legt, um die Stimmung, die Gefühle zu zeigen, und sich dann wieder automatisch glättet.

Es freut mich entsprechend, dass immer mehr ganz junge Frauen zur Methode finden und die Faceforming-Automatismen schon mit 25 in ihre Muskelzellen einbauen.

Bestandsaufnahme: So nehme ich mich wahr

CANTIENICA®-Faceforming ist ein methodisches Muskeltraining für den Kopf, das die Logik der Biomechanik nutzt. Es werden nicht einzelne Muskeln trainiert, sondern immer Muskelgruppen, Muskelstränge, wie das ja auch bei CANTIENICA® Körper in Evolution der Fall ist. In dieser Vernetzung entwickeln die Muskeln Liftingpower.

In der direkten Arbeit kreisen anfangs viele Diskussionen um die Wahrnehmung. Wie kommen Körper und Kopf in das Bewusstsein? Wie stelle ich es an zu spüren, wie ich mich halte, wie ich mich aufspanne, wie ich mich fühle? Denn davon hängt ab, ob Ihr Training, Ihre Arbeit mit meiner Methode Erfolg hat oder nicht: Die Haltung des Körpers und des Kopfes muss jederzeit bewusst sein und bewusst gesteuert werden können. Sie müssen bewusst wahrnehmen, wie Sie Ihren Kopf beim Autofahren halten, beim Abwaschen oder Gemüseputzen, beim Einschlafen, bei der Arbeit, am Telefon, in Konversationen, in Konfrontationen. Nur so können Sie jederzeit und überall die Veränderung von der alten Fehlhaltung in die neue Guthaltung vornehmen.

»Das ist doch nicht normal«, höre ich zuweilen, »das ist doch verkrampft. Ich kann doch nicht den ganzen Tag überlegen, wie ich stehe, sitze, gehe!« Ist es normal, wenn ich mir abhandenkomme? Wenn ich nichts mehr von meinem Körper spüre? Wenn ich durchhänge und erst realisiere, dass etwas nicht stimmt, wenn mein Kiefer schmerzt, mein Ohr saust, mein Nacken steif ist? Oder schlimmer, wenn das Becken schief steht, die Bandscheibe kaputt ist, das Knie Arthrose aufweist?

Ich finde, das bisschen Bewusstheit, das bisschen Arbeit an der Selbstwahrnehmung ist ein angemessenes Geschenk an den Bewegungsapparat dafür, dass er 100 Jahre reibungslos funktionieren kann. Also: Ja, Aufrichtung des Körpers, Aufspannung der Muskulatur bedeuten anfangs Arbeit. Richtige Arbeit. Mit der Zeit wird die neu-alte Haltung »automatisch« und macht ab da nur noch froh bis glücklich.

Ich wünsche Ihnen, dass die neue Haltung bewusst bleibt, dass Sie den Unterschied zwischen der aufgespannten und der kollabierten Wirbelsäule immer spüren werden, den Unterschied zwischen einem hängenden und einem bewusst aufgespannten Kiefer, den Unterschied zwischen einem verbissenen und einem lockeren Mund.

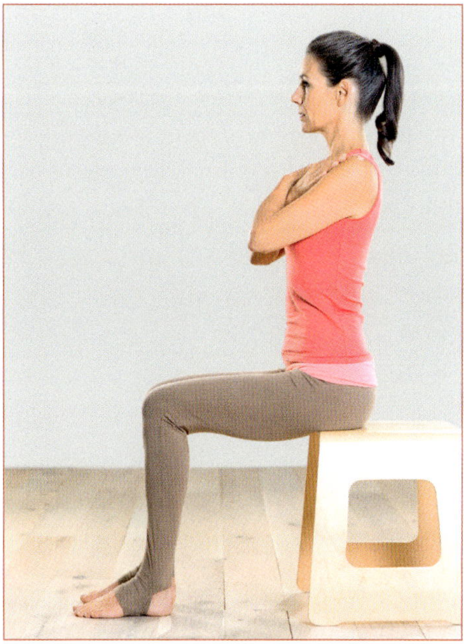

Das gestohlene Lachen der Frauen

Nun ist die Selbstwahrnehmung einerseits die Voraussetzung dafür, alt oder gar krank machende Haltungs- und Mimikgewohnheiten zu verändern. Andererseits ist sie auch eine große Herausforderung. Einschleichen können sie sich unbemerkt, die Gewohnheiten, plötzlich sind sie da und benehmen sich so hartnäckig, als gehörten sie zu uns, als seien wir mit ihnen auf die Welt gekommen. Damit wir alt machende Gewohnheiten ändern können, müssen wir sie erst erkennen. An unseren Mitmenschen sehen wir meistens mehr als an uns selbst. Beobachten Sie in der Bahn, im Bus und im Einkaufszentrum einmal Menschen – ihre Gesichtszüge, wenn sie sich unbeobachtet fühlen oder ohne Gegenüber sind. Wie viele entspannte, offene Gesichter begegnen Ihnen? Wie oft sehen Sie kleine, eingezogene Münder, hochgezogene Schultern, in Falten gelegte Stirnen, mahlende Kaumuskeln, verengte Augen, gekräuselte Nasen, eingezogene Wangen?

Versuchen Sie achtsam zu werden für das, was Sie mit Körper und Gesicht den ganzen Tag anstellen. Konkret: Was für ein Gesicht setzen Sie auf, wenn Sie sich unbeobachtet fühlen?

- Spitzen Sie den Mund?
- Ziehen Sie die Lippen und die Backen durch die Zähne?
- Lassen Sie die Mundwinkel hängen?
- Ziehen Sie die Mundwinkel hoch?
- Rümpfeln Sie die Augenlider?
- Ziehen Sie die Brauen zusammen?
- Oder ziehen Sie die Stirn hoch?
- Sind Ihre Gesichtszüge entspannt?
- Verspannt?

Wie lachen Sie? Lachen Sie das typische Frauenlachen in unserer Kultur, verstohlen und verschluckt? Mit hochgezogenen Schultern und eingesunkenem Brustkorb? Als schämten Sie sich für das eigene Lachen? Bitte jetzt nicht lachen, und wenn doch, dann aufgespannt, laut und schallend: Mir fällt auf, dass eine unter hundert Frauen frei und offen und laut lacht! Hoffentlich sind Sie das. Das andere, das gequetschte Lachen drückt das Zwerchfell nach unten, lässt die Lungen unterernährt, verkürzt die Muskulatur am Brustkorb und verursacht – Falten. Nein, nicht Lachfalten, sondern solche, die alt machen.

Achten Sie mal bei sich selbst, bei Ihrer Mutter, bei Ihren Schwestern, bei Ihrer Tochter darauf: Wie lachen sie? Voll und laut oder gequetscht, verschluckt, kichernd, glucksend in sich hinein? Öffnet sich der Brustkorb, werden die Augen groß und weit, oder zieht sich im Gesicht und an den Schultern alles zusammen und ein? Und wie lachen die Männer in Ihrer Familie? Groß, raumfüllend, breitschultrig, laut?

In mein Poesiealbum schrieb einer meiner Lehrer: »Mädchen, die lachen, Hähne, die kräh'n, denen sollt' man beizeiten den Hals herumdreh'n.« Heute weiß ich, dass der »Denkspruch« im Original von »Mädchen, die pfeifen« sprach. Doch der ist genauso dumm.

Junge Frauen schreiben heute Blogs, keine Poesiealben mehr, und die Lehrer sollen, so höre ich, zuweilen auch dazugelernt haben. Doch die meisten jungen Frauen lachen genauso zurückgenommen und gehemmt wie ihre Mütter. Auch jetzt, im Jahr 2025 nach Christus. Wahrscheinlich sind junge Frauen die Töchter von Frauen, die noch Poesiealben mit bescheuerten Sprüchen hatten, oder sie sind die Töchter von Frauen, die nichts zu lachen hatten. Das »gestohlene Lachen« ist wohl ein Überbleibsel aus der Zeit, als Frauen keine Hosen trugen, nicht fluchten, die Beine züchtig nebeneinanderstellten und die Knie in jeder Lebenslage bedeckt hielten. Das hat sich alles verlaufen, nur das gehemmte, verklemmte, Falten machende, Busen erschlaffende Lachen ist geblieben. Die Atemübungen in diesem Buch bringen Ihr Zwerchfell hoffentlich so in die Kraft, dass es Ihr Lachen laut und voluminös macht, abfedernd in die Außenwelt.

Um den eingefleischten Haltungs- und Mimikmustern auf die Schliche zu kommen, können Sie auch die Menschen in Ihrer Umgebung befragen. Bitten Sie die Arbeitskollegin, jedes Mal mit den Fingern zu schnippen, wenn Sie eine Schnute ziehen oder die Stirn kräuseln. Der Liebste oder die Freundin, Schwester oder Mutter oder der Ehemann soll laut in die Hände klatschen, wenn Sie kleinlaut lachen. Stellen Sie einen Spiegel neben Computer oder Telefon, und beobachten Sie sich im Alltag.

Aufspannung, gute Haltung und hochziehende Gesichtsmuskeln machen glücklich. Mit den Muskeln hebt sich die Stimmung. Das zeigt auch der Trick mit dem 60-Sekunden-Lächeln: Wer in traurigster Stimmung die Mundwinkel 60 Sekunden hochzieht, ist nicht mehr traurig. Die schiere Muskelaktivität produziert Glückshormone. Stellen Sie sich vor, wie die Glückshormone auf Touren kommen, wenn Ihr ganzer Körper mit allen Muskeln lächelt!

Das einschlagende Bild

Das Gesicht wird oft als Spiegel der Seele erlebt. Eine lebendige, authentische Mimik, ein offener, einladender Blick und ein heiter-ernster Ausdruck wirken einladend und doch freilassend auf die Mitmenschen. Wie schön, welch leichte freudige Begegnungen im Alltag auf der Straße, im Supermarkt und in der eigenen Familie! Gerade erlebe ich das mit einem Gast, der sehr zurückhaltend, fast unsicher wirkt, den Kopf schief hält und dessen Stimme gehemmt und zögerlich klingt. Faceforming formt einiges. Es ist keine äußerliche Kosmetik, es ergreift den ganzen Menschen. Ich baue die einzelnen Übungen in das Ganzkörpergeschehen ein und habe dabei meine Lieblingsanweisungen. Die Aufspannung, die Kopfhaltung sind Voraussetzung, und dann probiere ich kleine Details aus dem Faceforming-Programm und meistens »schlägt« ein spezielles Bild besonders ein. In der beschriebenen Begegnung war es der Nackenstern, die Verbindungsmuskulatur zwischen Atlas und Schädelbasis. Der Gast bearbeitete den Muskelstern. Der Kopf kam ins Schweben, er richtete sich mittig aus. Das Gesicht entspannte sich, ein sanftes Lächeln spielte um Mund und Augen. Herr F. machte einen Gang durchs Gelände und kam glücklich und unternehmungslustig zurück. »Damit komme ich weiter«, sagte er.

Solveig Hoffmann
Frauenärztin, Allgemeinmedizin
http://koerperstruktur.com/

Damit steht und hält die Schönheit: Grundhaltung von Fuß auf

3

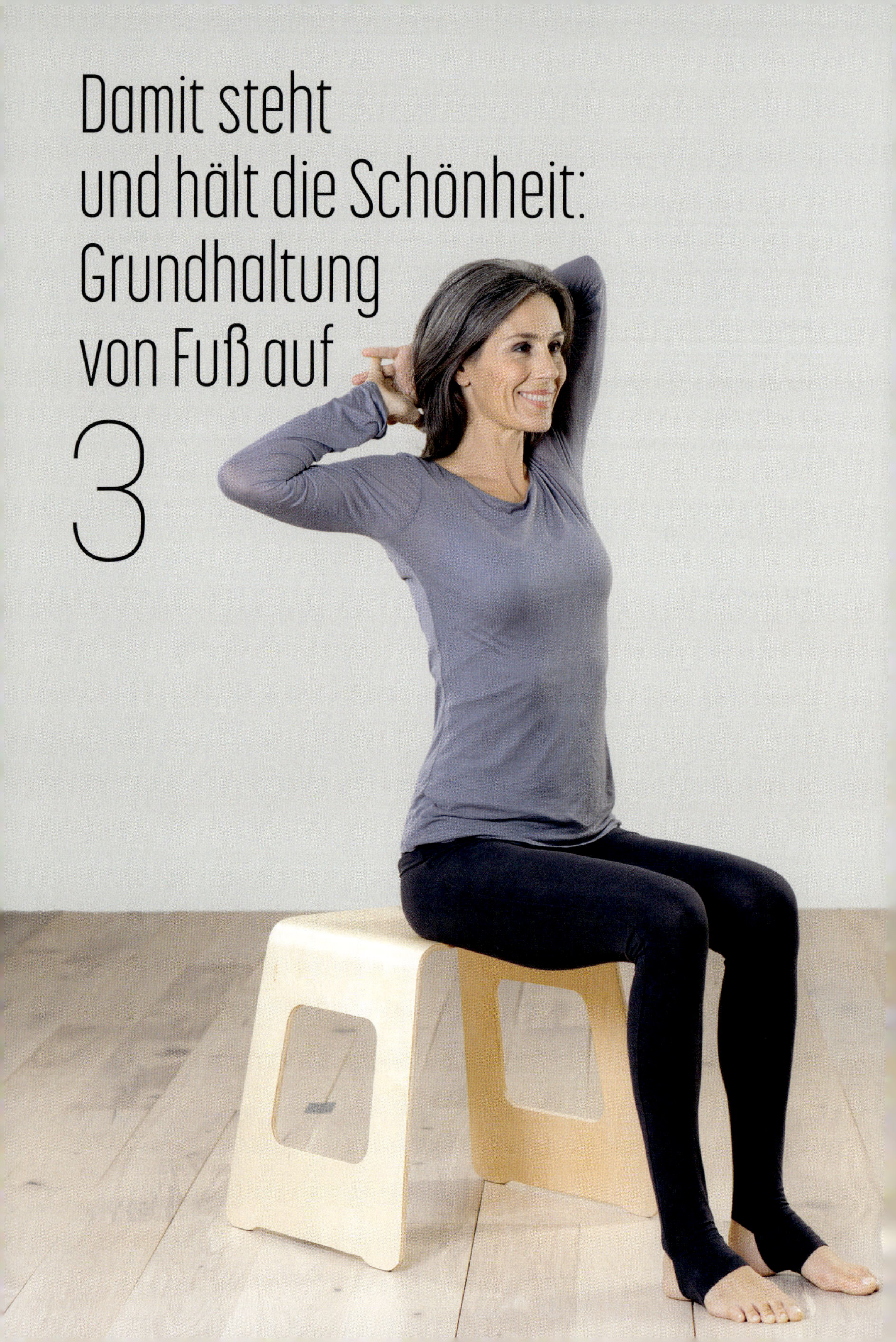

Es gibt eine Abkürzung auf dem Weg zur Faltenfreiheit: gute Vorbereitung. Und diese gute Vorbereitung besteht aus Haltung. Denn das Gesicht ist immer die Summe des Körpers. In diesem Kapitel lernen Sie die Grundaufspannung kennen. Sie ist Voraussetzung für erfolgreiches Training.

Diese Grundpositionen sind eine Wohltat für Ihren Rücken. Sie können Spannungskopfschmerzen zum Verschwinden bringen. Sie vernetzen die gesamte Tiefenmuskulatur inklusive Beckenboden, und das Rückenmark kann von jedem Druck befreit arbeiten. Sie können diese Grundübungen leicht in Ihren Alltag einbauen.

Setzen Sie sich vor einen großen Spiegel auf einen Hocker, möglichst weit vorne an den Rand. Die Füße stehen hüftschmal auseinander und befinden sich in V-Stellung, das heißt, die Fersen sind sich näher als die Zehen. Sie erinnern sich an die Faustformel.

PERFEKT SITZEN

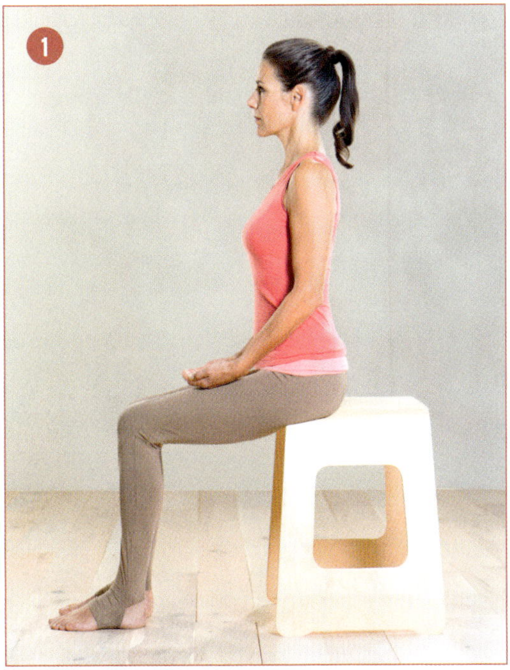

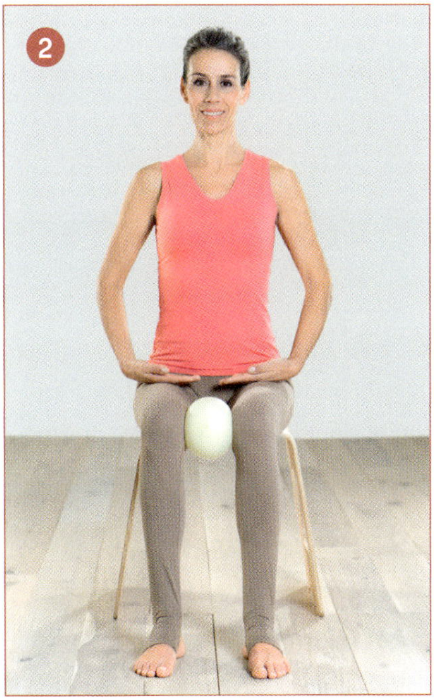

Die perfekte Grundhaltung: aufgespannt und zugleich entspannt. Der Ballon zwischen den Knien stabilisiert die Beinachse und verhindert, dass die Knie zusammenfallen (X-Beine) oder auseinanderfallen (O-Beine). Wenn Sie über 165 cm groß sind, sind die Normstühle für Sie zu niedrig. Besorgen Sie sich einen Yogablock zur Erhöhung: Ihre Hüftpfannen sollen im Sitzen höher als die Kniekehlen stehen. Stellen Sie auch Ihren Bürostuhl entsprechend ein.

Die Knie sind genau über den Fersen, und die Hände liegen entspannt auf den Oberschenkeln. Ziehen Sie den höchsten Punkt am Kopf noch höher. Holen Sie das Kreuzbein tiefer in den Leib und dehnen Sie es mit allen anderen 24 Wirbeln Richtung Kronenpunkt. So finden Becken und Brustkorb die ideale Position zueinander.

Nun lassen Sie die Ellbogen schwer nach unten fließen und drehen die Muskeln der Oberarme nach hinten aus. Achtung, das ist eigentlich keine Bewegung, sondern eine anatomische Anordnung der Knochen und Muskeln. Der Arm bewegt sich nicht. Stellen Sie sich vor, jemand binde Ihnen ein Handtuch um den Oberarm und ziehe daran – nach hinten. So soll es sich anfühlen, nur sanfter.

Spüren Sie einen Zug über Brust- und Schlüsselbeinen und legen Sie Ihre Schulterblätter flach an den Rücken, dann haben Sie schon das perfekte Feedback: Sie machen es gut. Sind Sie unsicher, können Sie jemanden bitten, Ihnen wirklich ein Tuch um den Oberarm zu legen und die Muskeln sanft auszudrehen. Achtung, der Unterarm dreht nicht mit.

Mr. Spock küsst eine Luftfee

Sie haben noch nicht verstanden, wie das mit der »aufgespannten Zunge« funktioniert? Hier kommt Plan B.

Strecken Sie die Zunge aus dem Mund, so weit es irgendwie geht. Einfach nur aus dem Mund heraus oder besser hinausstrecken. Kinn bleibt im rechten Winkel zum Hals. Der Torso hält seine Aufspannung, die Zunge streckt sich und streckt sich.

Können wir uns darauf einigen, dass das Ende, das aus dem Mund heraushängt, die Zungenspitze ist? Perfekt. Dann ist jetzt das andere Ende, das im Mund zu schmerzen anfängt, das Zungenende. Um diesen Teil der Zunge geht es. Dieser Teil soll sich im Mund aufrichten, statt einfach nur faul herumzuliegen.

Öffnen Sie nun leicht den Mund. Ziehen Sie die hinteren Enden der Zunge nach oben an den Gaumen und seitlich zu den Ohren. »Männchen machen« oder »die Kobra machen im Mund«, so nennen wir es im Unterricht. Am besten funktioniert es, wenn Sie das Kinn so halten, dass es einen rechten Winkel zum Hals bildet. In dieser Position schwebt das Basisgelenk des Schädels auch frei auf dem Atlas.

Pulsieren Sie mit dem Zungenende ganz hinten oben ans Dach des weichen Gaumens, das heißt, Sie stupsen das Zungenende an den Gaumen, lösen es leicht, stupsen wieder, lösen, stupsen und so weiter. Beobachten Sie im Spiegel, wie sich die gesamte Halsmuskulatur strafft und das Doppelkinn wie von Zauberhand verschwindet. Das ist Ihre Kontrollmöglichkeit: Der Übergang vom Kinn zum Hals wird hoch- und regelrecht eingezogen. Wird der Hals stattdessen dick und krötig, machen Sie etwas falsch.

Zurück an den Anfang. Oder morgen wieder versuchen. Die Abkürzung geht ab jetzt so: Intonieren Sie »Ng, ng, ng«. Saugen Sie die Konsonanten ein, das N richtet die Zunge auf, das weich gesprochene G entspannt den Kehlkopf und die Kiefergelenke. Außerdem sind die Lippen in der Idealposition, ganz leicht offen, in entspannter »Von den Zähnen weg«-Spannung. »Ng, ng, ng« – sprechen Sie es oft und immer wieder, bis die Zungenstellung neue Gewohnheit ist.

Stellen Sie sich vor, dass Ihre Lippen eine Art Luftfee küssen. Der Sinn der Vorstellung: Die Lippen lösen sich von den Zähnen und werden aktiv. Bitte das Spiegelbild checken: Der Mund sieht aus wie knapp vor einem gehauchten Kuss. Die Lippen sind völlig entspannt,

ZUNGENPULS

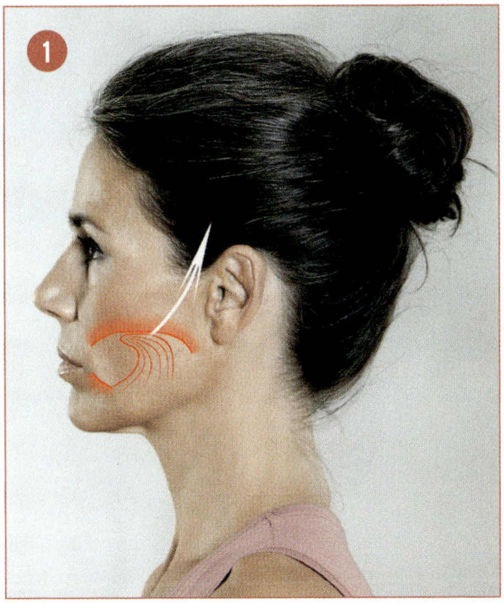

Glättet Hals, Kinn und setzt die Ohren in Bewegung: Die Zunge steht aufrecht im Mund und pulsiert aktiv an das Gaumendach.

DOPPELZUG

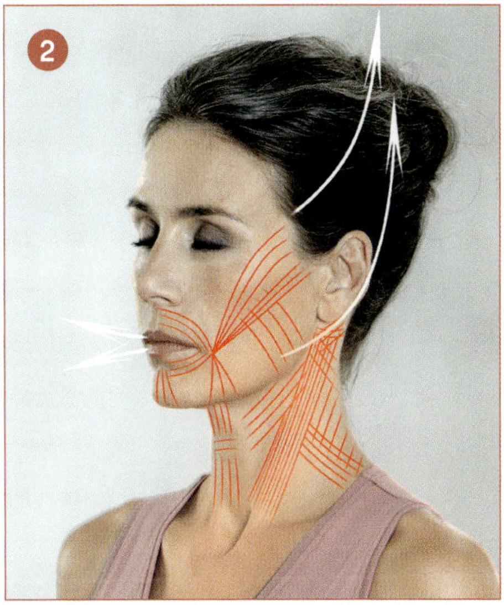

Die Lippen von den Zähnen wegziehen, die Ohren nach hinten oben dehnen: So entsteht ein muskelstraffender Zug-Gegenzug.

keine Fältchen darüber, darunter oder daneben.

Lassen Sie die Lippen so in der Luft stehen und pulsieren Sie mit den Zungenenden nach hinten oben. Damit haben Sie die Muskeln zwischen Kinn und Ohren bereits in eine Zugspannung gebracht, die Zunge spannt die schwimmenden Muskeln nach hinten auf, die vorgezogenen Lippen nach vorne. Die hochgezogene Zungenwurzel aktiviert übrigens im Mund die Verbindungsmuskeln zu den Ohren. Falls also die Ohren bei jedem Puls ebenfalls hochgehen, als seien Sie mit Mr. Spock verwandt: nur zu, Applaus!

Sie kennen Mr. Spock nicht mehr, den Vulkanier aus der TV-Serie *Raumschiff Enterprise*? Der hatte sehr schwarze Haare, die am Kopf klebten, und kunstvoll zugespitzte Ohren, die er ergötzlich hochzog, wenn er bei Erdenmenschen vollkommen überflüssige Gefühle wie Verliebtsein, Begeisterung, Wut oder Angst wahrnahm und völlig emotionslos mit seinem typischen »fas-zi-nierend« quittierte. Interessanterweise hatte Mr. Spock trotz mimischer Gefühlsarmut sehr viele und tiefe Falten …

Die Ohren wackeln nicht? Aufspannung checken. Vielleicht sitzen Sie wieder mit rundem Rücken. Vielleicht recken Sie das Kinn vorne hoch, um in den Spiegel zu sehen. Vielleicht ist Ihre Nackenmuskulatur verkürzt. Es ist auch nicht wichtig, dass die Ohren sich bewegen, Sie können Ihr Gesicht auch so formen. Wenn die Ohren »spocken« können, dann ist es einfach ein sicheres Zeichen dafür, dass Sie auf dem richtigen Weg sind.

Eine Reise ins Faltengebirge

Geheimnisse der Landschaft: Schon nach dem ersten kurzen Berühren der Gesichtspunkte merke ich eine Reaktion der feinen Muskeln. Diese ist sehr fein, zu sehen ist nichts, und selbstständig steuern kann ich diese Reaktion auch nicht. Aber es ist ein Erlebnis, Muskeln zu spüren, von deren Existenz ich bisher nichts wusste.
Der erste steile Anstieg: In der Woche zu Hause passiert leider nicht viel. Es gelingt mir nicht, von der eher reflexhaften Reaktion zu einer aktiven, selbst gesteuerten zu kommen. Wie im Rausch erklimme ich die nächsten 1000 Höhenmeter: In der zweiten Sitzung kommt der Durchbruch. Wie auf Befehl kann ich plötzlich meine Wangen nach außen ziehen, die Stirnfalten glätten, alles zusammen zum Kronenpunkt ziehen – ich bin euphorisiert und kann gar nicht mehr aufhören.
Der Blick für die Landschaft: Dauernd muss ich den Menschen ins Gesicht gucken. Was gibt es für

schöne Gesichter – wie unaufmerksam geht manch eine und manch einer damit um! Sehe ich eine krause Stirn, glätte ich meine sofort, ein verkniffener Mund animiert mich zum Lippentraining, Hängewangen ziehe ich stellvertretend hoch.
Der Weg ist das Ziel: Mein ganzes Gesicht wird und wirkt viel offener, dadurch fühle ich mich präsenter, nicht mehr so versteckt hinter den Faltenbergen. Die Spannung im Gesicht ist auch ein Lebensgefühl. Es geht mir nicht (mehr?) darum, konkrete Falten wegzubekommen, sondern ein waches, aufmerksames und aktives Gesicht zu erhalten. Mit viel Spaß absolviere ich den Kurs.
Die Mühen der Ebene: Der Kurs ist schon lange vorbei, Faceforming ist ein Teil meines Lebens geworden. Auf dem Fahrrad, in Konferenzen, vor dem Fernseher – bei jeder Gelegenheit straffe ich irgendeinen Teil meines Gesichts. Nach den anfänglichen raschen Erfolgen geht es nun langsamer vorwärts. Tendenziell arbeite ich besonders mit den Gesichtsmuskeln, die sowieso schon relativ stark sind.
Den Sechstausender vor Augen: Mit den Ohren wackeln kann ich immer noch nicht! Das ist mein großes Ziel, daraus schöpfe ich die Motivation, nun doch gerade die Muskeln zu trainieren, die noch nicht so ausgeprägt sind. Irgendwann werde ich es schaffen, das Ohrenwackeln, mein persönlicher Sechstausender.

Susanne, Jahrgang 1964

Nackenstern mit Kronenpunkt

Es ist an der Zeit, dass ich Ihnen ein Geheimnis verrate, das meiner Methode zugrunde liegt. Sehen Sie im Spiegel genau hin. Denn so, wie es ausschaut, so wird es. Sehen Sie das Spiegelbild schön und faltenfrei – falls nötig, bitte Brille aufsetzen –, dann machen Sie es gut. Falten an der Oberlippe? Zurück an den Anfang. Runzeln auf der Stirn? Entspannen. Heruntergezogene Mundwinkel? Loslassen. Bitte die Mundwinkel auch nicht zu einem Kunstlächeln Richtung Ohren verziehen.

Gewohnheitsmäßig gemacht, verstärkt künstliches Dauerlächeln des Mundes die Nasolabialfalten. So heißen die vertikalen Rillen, die sich von der Nase am Mund vorbei zum Kinn bilden.

Sie erinnern sich: Ich behauptete einige Seiten vorher, die Haltung sei daran schuld. Wenn Sie umgesetzt haben, was ich vorschlug und wie ich es vorschlug, so müssten Sie die Richtigkeit meiner Behauptung im Spiegelbild bereits wahrnehmen können.

So. Jetzt setzen Sie eine Hand an den Haaransatz über der Stirn. Die andere Hand legen Sie in den Nacken. Rechen Sie nun mit den Fingern beider Hände Richtung Hinterkopf. Durch die Haare. Kraftvoll. Präzise. Hände wegnehmen, wieder am Haaransatz ansetzen, mit der vorderen Hand von der Stirn zum Hinterkopf, mit der hinteren Hand vom Nacken zum Oberkopf, Hände lösen, wieder vom Haaransatz aufeinander zurechen, bis sich die Finger treffen. Da, wo sich die Finger treffen, liegt mit größter Wahrscheinlichkeit Ihr Kronenpunkt. Es ist der Punkt, an dem die Wirbelsäule austräte, würde sie durch den Kopf gehen.

Darüber liegt ein Muskelkranz, den ich bislang zwar in keinem Anatomiebuch, aber auf jedem Kopf finde. Ja, auf jedem Kopf eines lebenden Menschen. Rechen Sie weiter mit Ihren Fingern durch die Haare über die Kopfhaut, rundherum, immer vom Rand her zum Krönchen – damit die Muskeln wissen, was Sie von ihnen wollen. Ich verspreche Ihnen, spätestens beim 37. Mal Hochstreichen regt sich Ihr Krönchen, kribbelt und heizt und ruft: »Hier bin ich.«

Sie haben nun die Aufhängemuskulatur geweckt: den Nackenstern und den Kronenpunkt. An diesen Muskeln hängt jetzt alles.

NACKENSTERN

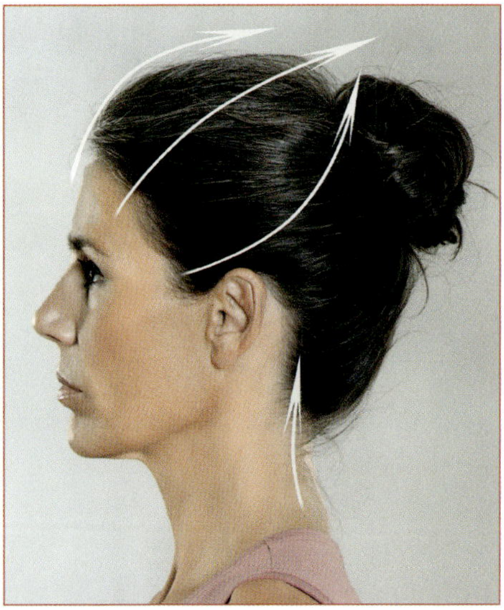

Wecken Sie den Nackenstern so oft wie möglich, mit kräftigem Fingerharken durch die Haare, von unten nach oben, von vorne nach hinten.

Grundaufspannung mit Atem

Die Grundposition im Sitzen einnehmen: Die Füße befinden sich in einer leichten V-Stellung und die Knie über den Fersen. Kronenpunkt zur Decke dehnen, gleichzeitig Scham- und Steißbein senkrecht aufstellen und ausrichten. Die Handrücken locker auf die Oberschenkel legen. Den Brustkorb weit weg vom Becken dehnen. Die Oberarmknochen schwer machen. Die Muskeln der Oberarme auf Achselhöhe ausdrehen. Mit den Sitzbeinhöckern blinzeln: zart zusammenziehen, loslassen, zusammenziehen, loslassen. Dieses Muskelspiel mit der innersten Beckenbodenschicht erleichtert Ihnen das aufrechte Sitzen. Die Lippen sind entspannt und berühren sich nicht. »Ng, ng, ng«. Zungenenden an den Gaumen legen, Lippen von den Zähnen wegdenken.

Das ist für alle kommenden Übungen Ihre Grundhaltung. Die folgenden Übungen nutzen den Atem als Kommunikationsmittel zwischen den Muskeln und Gelenken des Kopfes. Wichtig ist, dass Sie aufgerichtet und aufgespannt sitzen und den Kopf leicht und entspannt auf dem Atlas thronen lassen. Der Mund ist weiterhin entspannt und der Kronenpunkt am goldenen Faden aufgehängt. Je entspannter Sie arbeiten, umso mehr werden Sie spüren können. Stellen sich die Sensationen nicht sofort ein, bitte nicht frustriert sein, einfach dranbleiben. Sie werden Ihre Kopfgelenke singen hören und tanzen spüren, ich verspreche es! Und denken Sie nicht zu viel nach, sondern machen Sie einfach. »Der Körper versteht schneller und mehr als der Kopf«, sagte Anna beim allerersten Versuch, »interessant. Das Denken ausschalten und spüren. Das bringt's.« Das Zusammenspiel zwischen Atmung und Muskulatur ist älter als die Grübelabteilung im Gehirn.

Vielen Menschen fällt es leichter, mit den feinen Kopfatmungen zu arbeiten, wenn sie vorher große Atemreisen im Körper machten und die subtile Wirkung schon kennen. Setzen Sie sich aufrecht hin, Kronenpunkt nach oben, Steiß- und Schambein wie auf Stelzen. Oberarmkugeln entspannen, die Achselhöhlen nach vorne ausrichten. Nun stellen Sie sich vor, Sie atmeten an den Sitzbeinhöckern ein, während Sie diese gleichzeitig näher zueinander ziehen. Lassen Sie Ihr Bewusstsein mit dem Atem durch Steißbein, Kreuzbein, durch die Lendenwirbel, Brustwirbel, Halswirbel, durch den Kopf wandern und am Kronenpunkt austreten. 5-mal.

Stellen Sie sich vor, Sie atmeten am rechten Sitzbeinhöcker ein, führten den Atem zur linken Achselhöhle. Ausatmen, die Länge behalten. Am linken

Sitzbeinhöcker ein-, zur rechten Achselhöhle ausatmen. Wieder von rechts unten nach links oben, jede Diagonale 5-mal. Achten Sie drauf: Die Schulterblätter bleiben entweder ganz ruhig an ihrem Platz oder, fortgeschritten, fließen am Rücken weiter nach unten. Im Gegenzug heben sich die Schlüsselbeine an.

Klingt für Anfänger seltsam, der Körper weiß indes schon das Richtige mit diesen Atemreisen anzufangen. Ich brauche sie unendlich oft im Alltag, um mich schnell und behutsam aufzurichten; diese Diagonalatmung ist mir inzwischen ein Automatismus.

Mein Tipp
Achten Sie darauf, was Sie mit den Augen machen. Sobald die Augen nach oben gehen, verändert sich die Stellung des Schädels auf dem Atlas, und die Schwerelosigkeit verabschiedet sich.

Kleine Diagonale im Gesicht

Legen Sie den rechten Zeige- oder Mittelfinger ganz zart seitlich rechts an das Kinn. Den linken Zeige- oder Mittelfinger auf den breitesten Punkt an der Schläfe links legen. Ich nenne diese Stelle »Geheimratsecke«. Nun stellen Sie sich vor, Sie atmen am Kinn rechts ein und an der Stirn links aus. Fingerstellung ändern: Den linken Finger auf die linke Kinnseite legen, den rechten Finger an die rechte Schläfe, unten einatmen, diagonal zur Stirn ausatmen, Finger wechseln. 10-mal.

KINN ZU SCHLÄFE

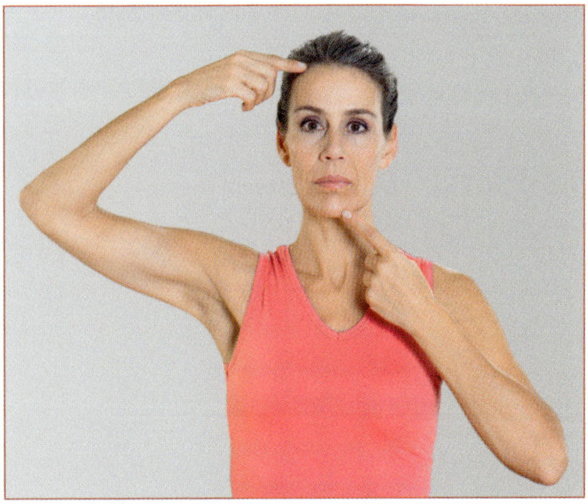

Die Diagonalen zaubern sofort Frische in Ihr Gesicht. Hier atmet Helen von der linken Kinnspitze zur rechten Geheimratsecke.

Operation positiv unterstützt
Ich hatte einen angeborenen Defekt des Levatormuskels des Oberlids (Ptose). Als die Operation anstand, habe ich von einer lieben Freundin den Tipp bekommen, mich mittels der CANTIENICA®-Methode auf die

> Operation vorzubereiten. Dank der Faceforming-Übungen war ich nicht mehr bloß auf das Geschick der Ärzte angewiesen, sondern konnte aktiv einen Beitrag zur erfolgreichen Operation leisten. Im CANTIENICA®-Institut wurden individuell Faceforming-Übungen für mich zusammengestellt, um die Muskeln, die im Umfeld des zu operierenden Teils lagen, zu trainieren. So war ich im Vorfeld perfekt für die Operation vorbereitet und konnte auch einen wichtigen Beitrag zu einer Heilung mit optimalem Ergebnis leisten. Ich habe durch Faceforming Muskeln in meinem Gesicht wahrgenommen und trainiert, von denen ich zuvor nur eine vage Vorstellung hatte, dass sie überhaupt existieren.
>
> Susanne K., 35, Wien

Kleine Diagonale am Hinterkopf

Den rechten Zeige- oder Mittelfinger im Nacken rechts an den Atlas legen. Den linken Zeige- oder Mittelfinger an den Rand der breitesten Stelle des Hinterkopfes. Es gibt für diesen Punkt keine geläufige Bezeichnung. Ich nenne ihn »Hutrand«, weil ein gut sitzender Hut eben hier aufliegt. Atmen Sie beim rechten Finger ein und beim linken Finger aus. Fingerstellung wechseln: Den linken Finger zart links an den Atlas legen, den rechten Finger auf den rechten Hutrand, unten einatmen, diagonal zum zweiten Finger ausatmen. 10-mal. Wenn

ATLAS ZU HINTERKOPF

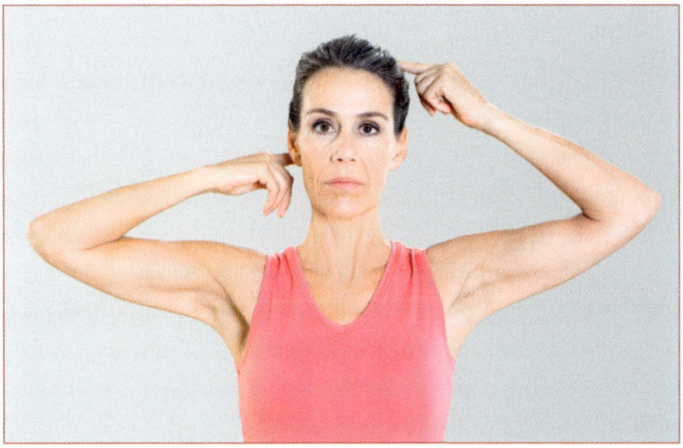

Atemdiagonale 2: Am Hinterkopf, vom Atlas, zu den Hutrandpunkten. Am Anfang hilft es, die Finger zu setzen. Ziel ist, die Muskeln »blind« diagonal zu vernetzen.

Sie das Gefühl haben, die Schädelknochen und Gelenke bewegten sich unter Ihren Fingerspitzen: So ist es. Glauben Sie es.

Mein Tipp
Mit ein wenig Übung brauchen Sie die Finger bald nicht mehr als Unterstützung für diese Grundaufspannung. Sie können die Diagonalatmungen überall und jederzeit unbemerkt üben: am Computer, im Restaurant, auf der Reise. Zur Belohnung fühlen Sie sich wach und können sich besser konzentrieren.

Große Kopfdiagonalen

An der rechten Kinnspitze ein-, am linken Hutrand ausatmen. An der linken Kinnspitze ein-, am rechten Hutrand ausatmen. 10-mal. Das Schwebegefühl der Knochen intensiviert sich? Bravo.

Am linken Rand des Atlas ein-, bei der rechten Geheimratsecke ausatmen. Am Atlas rechts einatmen, den Atem zur linken Geheimratsecke leiten, ausatmen. 10-mal. Sie spüren nichts? Steht der Mund noch offen? Zungenende wieder ausrichten, das Kinn muss im rechten Winkel zum Hals stehen. Augen geradeaus oder zur Nasenspitze schauen lassen, und ein und aus und ein ...

KINN ZU HINTERKOPF

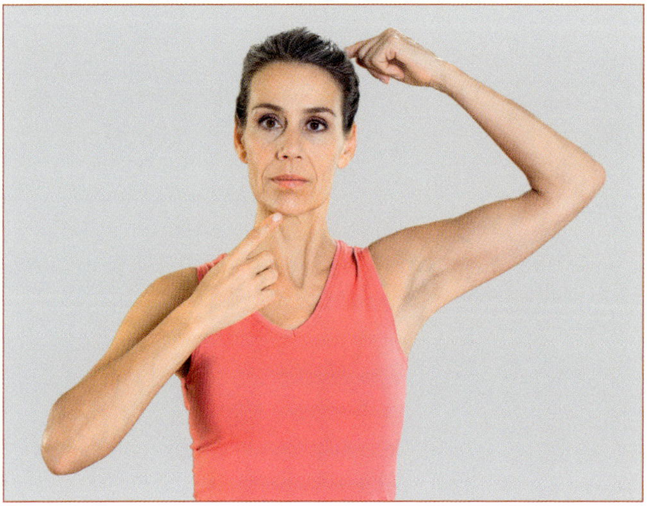

Aus den kleinen Diagonalen werden große, dreidimensionale: von der Kinnspitze zum Hutrand.

Heilung über Nacht

Bereits in der ersten Nacht nach meinem Faceforming®-Intensivtraining hörte ich auf, mit den Zähnen zu knirschen. Mit CANTIENICA®-Faceforming verschwinden meine Anspannungen im Nacken und in den Schultern wie von selbst. Die tollen Diagonalatmungen gehören für mich heute genauso zum Alltag wie der Kaffee am Morgen.

Daniela Cascarino, Jahrgang 1974
Büroangestellte und CANTIENICA®-Instruktorin, Wetzikon, Schweiz, www.bodyworx.ch

DER ENTSCHEIDENDE UNTERSCHIED: TIEFENAKTIVIERUNG STATT OBERFLÄCHLICHER MANIPULATION

Viele Gesichtstrainings setzen auf gezieltes Anspannen einzelner Muskeln, auf Massagen oder Knettechniken, um das Gewebe zu straffen. Dabei werden oft nur die oberflächlichen Strukturen angesprochen, ohne die tiefen Zusammenhänge im Körper zu berücksichtigen.

CANTIENICA®-Faceforming arbeitet völlig anders. Statt Massagen oder kräftiger Muskelkontraktion kommt es auf eine präzise, feine Aktivierung der Tiefenmuskulatur an.

Nun kann die Tiefenmuskulatur nicht direkt stimuliert werden, sie liegt knochennah unter der Haut und dem Bindegewebe. Wer die Haut verzieht, schafft sich mehr Falten.

Stellen Sie sich vor, dass Sie über die Fingerbeeren oder die Finger mit der Tiefenmuskulatur kommunizieren. Je klarer und sanfter Sie »sprechen«, um so klarer »hören« die Faszien und die feinen Muskeln im Kopfinneren, was Sie »sagen«.

Die Berührung ist minimal – ein sanftes Antippen oder eine hauchzarte Stimulation genügt, um gezielte Reaktionen auszulösen. Entscheidend ist die Zugspannung in den Schädelknochen. Die Muskulatur vernetzt sich von innen heraus, der Kopf richtet sich optimal aus und das Gesicht erhält natürliche Spannung und Lebendigkeit.

Diese Methode verzichtet bewusst auf mechanische Manipulation und nutzt stattdessen die natürliche Intelligenz des Körpers.

Was das Becken mit den Nasolabialfalten zu tun hat

4

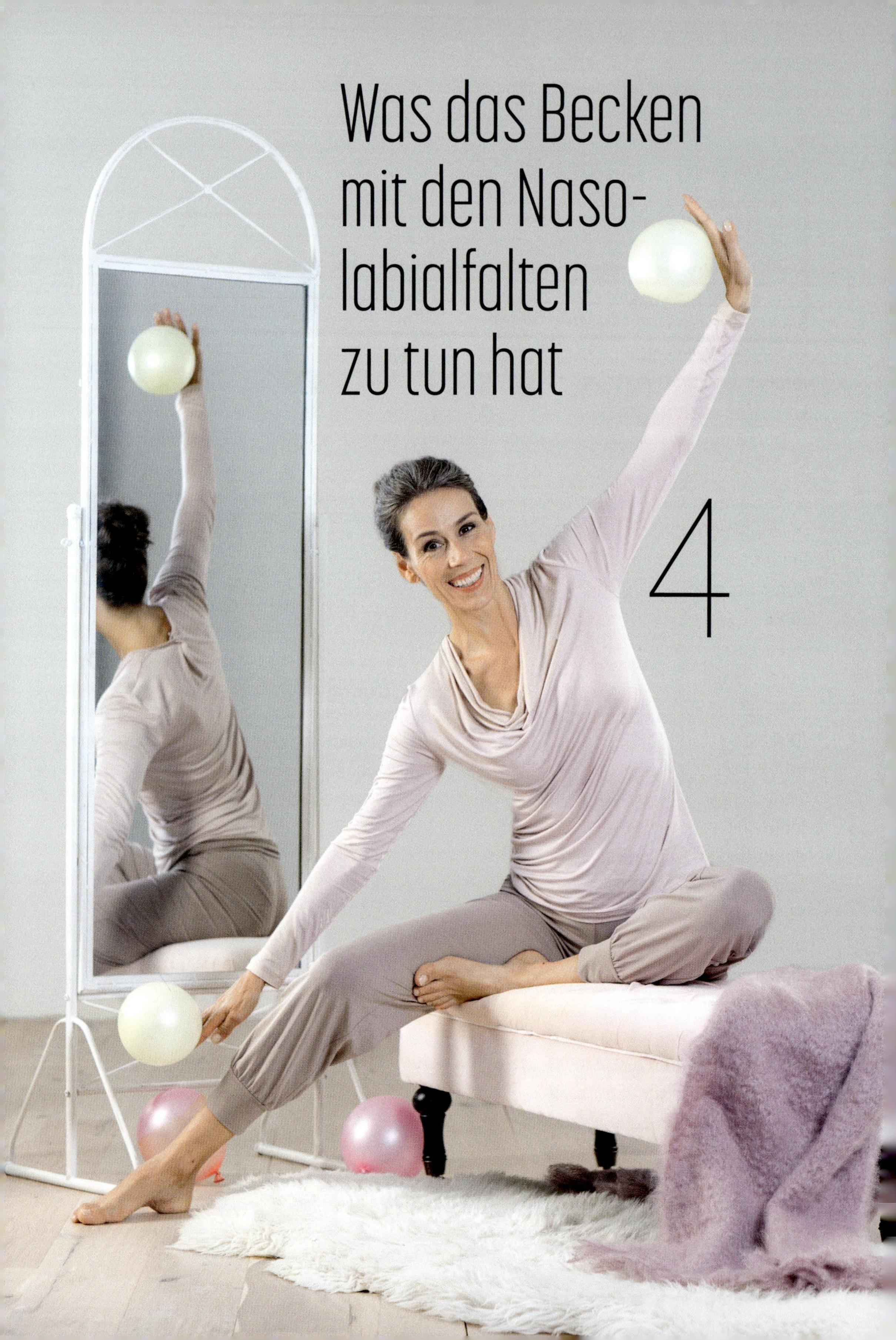

Lernen Sie Ihren Atem neu kennen. Nutzen Sie ihn als Transportmittel für Informationen durch Ihre Knochen und Muskeln. Außerdem erfahren Sie in diesem Kapitel, wieso der Unterkiefer auf die Haltung Ihres Beckens reagiert und der Oberkiefer dem Brustkorb alles nachmacht.

Die folgenden Atemübungen erarbeiten eine Grundspannung im Gesicht. Auch hier ist es anfangs eine »Spürhilfe«, wenn Sie die Punkte mit den Fingern bezeichnen. Während ich dies schreibe, mache ich die Übungen, während die Finger über die Tastatur rasen.

Es kann sein, dass Sie beim ersten Versuch nichts oder nicht viel wahrnehmen. Ist das so, checken Sie als Erstes Ihre Haltung. Ging sie verloren, so bauen Sie die Haltung einfach wieder auf. Sie wissen schon: Füße leicht in V-Stellung, Knie über den Fersen. Das Becken direkt und knochengenau auf den Sitzbeinhöckern ausrichten, Scham- und Steißbein aufrichten und den Kronenpunkt im Gegenzug nach oben dehnen. Lippen leicht geöffnet, Zungenenden am hinteren Gaumendach.

Passiert immer noch nichts? Versuchen Sie dieses: Streicheln Sie das Brustbein lang. Die Finger in der Mitte des Brustbeines auflegen und gleichzeitig zart nach unten und nach oben streichen. Zart. Vielleicht spüren Sie im oberen Drittel Ihres Brustbeines eine Art Knubbel. Das wäre der Beweis für die Verkürzung der Strukturen am vorderen Brustkorb. Mit der neu-alten Guthaltung kann sich der Knochen wieder dehnen, wie es der Bauplan für ihn vorsieht, und Sie können an der Begradigung dieses Knubbels die eigenen Fortschritte ablesen.

BRUSTBEIN

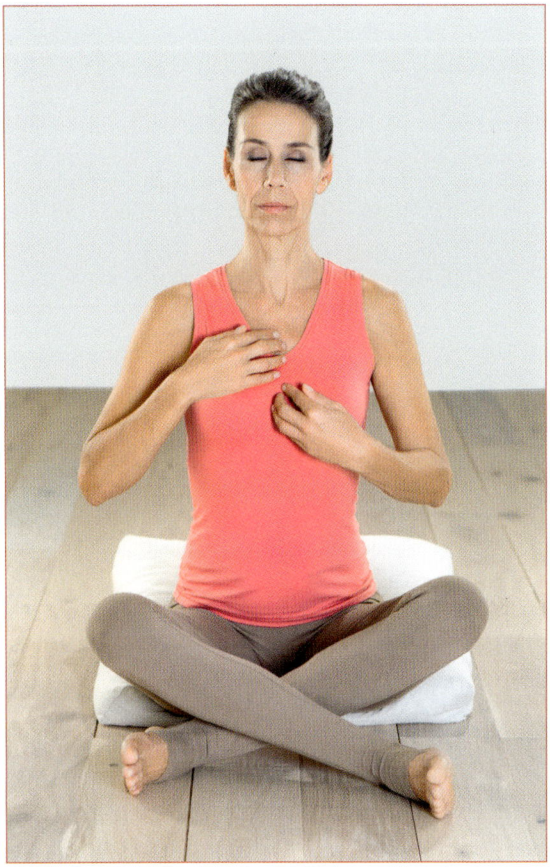

Streicheln Sie Länge in Ihr Brustbein. Mit dem Knochen dehnen sich auch die Muskeln am Brustkorb in die optimale Länge.

Kinn zu Kiefergelenk

Einatmen an der Kinnspitze. Den Atem teilen. Links und rechts zu den Kiefergelenken leiten, ausatmen. Es soll ein klarer Zug der Muskeln vom Kinn zu den Kiefergelenken spürbar sein. 5-mal wiederholen.

MUNDPARTIE

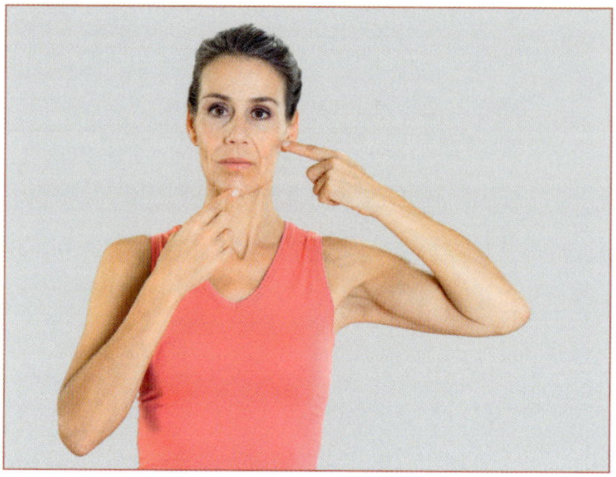

Aufspannübung mit Atmung: von der Kinnspitze zu den Kiefergelenken.

Amorbogen zu Schläfe

Einatmen über dem Amorbogen – so heißt der Bogen in der Mitte der Oberlippe. Den Atem zu den Schläfen ziehen, ausatmen. Jetzt dehnen sich die Muskeln über dem Jochbein. Ebenfalls 5-mal.

GESICHTSMITTE

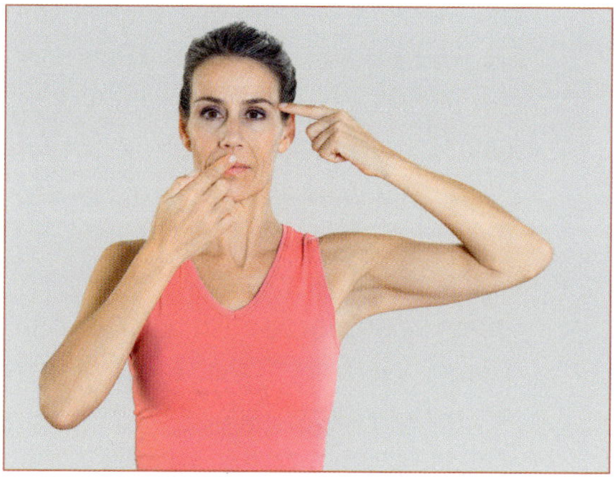

Für die Muskeln der Augenpartie: vom Amorbogen zu den Schläfen atmen.

»Drittes Auge« zu Stirn

Einatmen am »dritten Auge«, das in der Mitte der Stirn über der Nasenwurzel liegt. Zu den Geheimratsecken hochziehen, ausatmen. Diese kleine Atemreise weckt die Vernetzung der Muskeln um das Auge und an den Schläfen. 5-mal.

GANZE STIRN

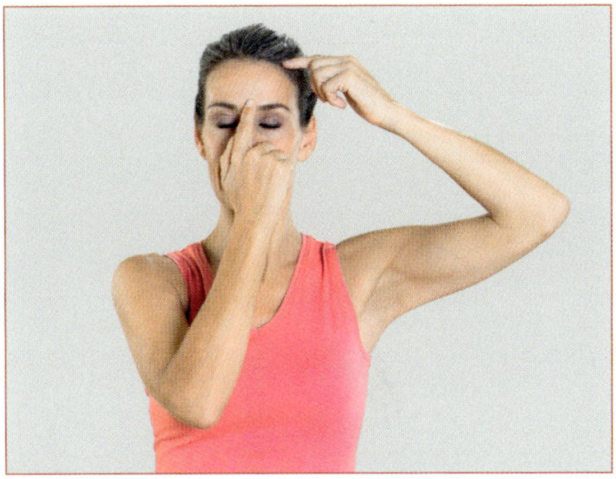

Glättet die Stirn: am dritten Auge ein- und über den Geheimratsecken ausatmen.

Ballontricks

Eine Übung für Skeptikerinnen und Skeptiker: Schädelknochen ausdehnen mit Luftballons, so können Sie das Echo spüren.

Blasen Sie zwei Luftballons auf die Größe einer Grapefruit auf. Legen Sie einen links, einen rechts an den Wangenknochen, mit zarter Hand, ganz ohne Druck der Finger. An der Kinnspitze ein- und an der Geheimratsecke ausatmen, abwechselnd links und rechts. Irgendwann spüren Sie die klitzekleine Bewegung der Schädelknochen verstärkt durch die Luftballons.

Einen Ballon an die rechte Kinnspitze legen, den anderen an die linke Geheimratsecke, mit dem Atem die Muskeln aufspannen. Seite wechseln. Sie sollten nun ebenfalls durch die Ballons spüren können, dass sich »etwas« und wie sich dieses Etwas bewegt. Falls Sie nichts spüren: Sind Sie sicher? War da nicht doch ein Gefühl der Ausdehnung? Dranbleiben, weitermachen, das kleine Etwas wird sich zu etwas Eindeutigem auswachsen.

Eindeutig nichts? Aufspannung, Haltung checken, neu aufbauen. Auf die Kopfhaltung achten, der Kopf soll auf dem Atlas schweben. Lippen leicht öffnen. Zungenenden zu den Ohren ziehen. Hilft alles nichts? Kommen Sie her, ich zeig Ihnen, wie's geht. Ich habe noch jeden Schädel innerhalb kürzester Zeit

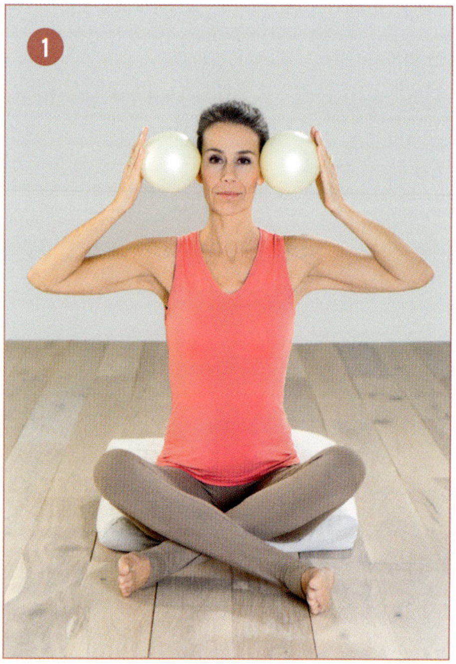

VOLUMEN SCHAFFEN

Abb. 1: Schädelknochen weit machen: Das verhindert das Schrumpfen des Kopfes im Alter. Je »größer« der Kopf, umso straffer die Muskeln.

FÜLLE

Abb. 2: Diagonaldehnung: Ballon an Kinnspitze und am Schädelknochen.

AUSDRUCK

Abb. 3: Vertikaldehnung: Ballon unter dem Kinn und genau auf dem Mittelscheitel.

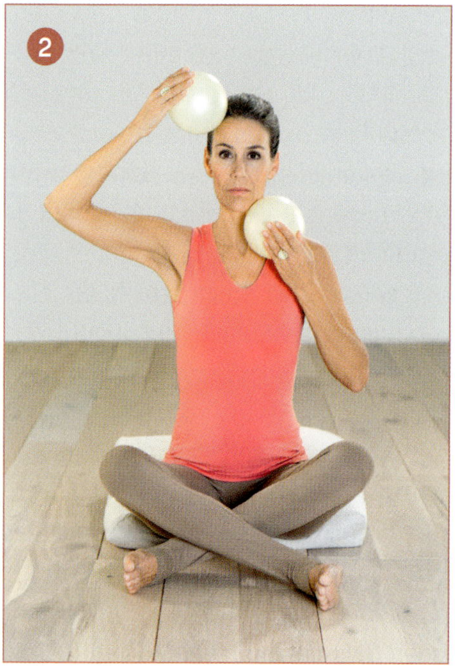

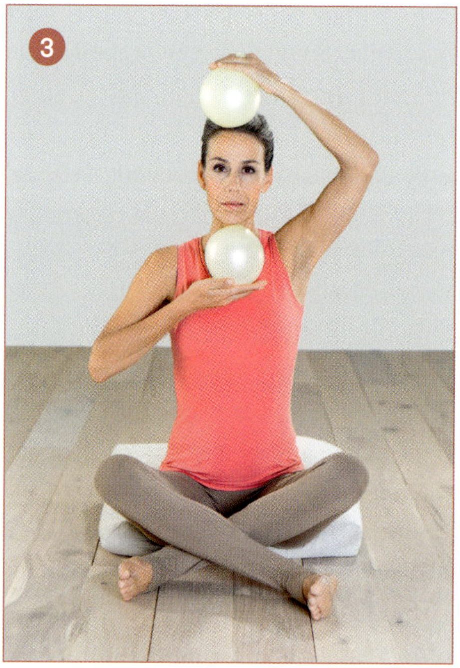

dazu gebracht, die Knochen und Gelenke tanzen zu lassen. Falls der Weg nach Zürich zu weit ist: Unter www.cantienica.com finden Sie die Adressen von CANTIENICA®-Faceforming-Instruktor*innen.

Es klappt bestens? Sie können Ihr Gesicht auch verlängern: Einen Ballon ultraleicht unter das Kinn und ebenso leicht auf den Mittelscheitel legen. Die Ballons von innen heraus ausdehnen.

Alles ist mit allem vernetzt

Meistens steht den tanzenden Schädelknochen »nur« die eigene Wahrnehmung im Weg. Wir sind in unserer Kultur auf »immer größer, immer weiter, immer mehr« getrimmt. Die Achtsamkeit für die leisen Töne, für die subtilen Veränderungen in unseren Körpern sind uns abhandengekommen. Der Körper ist unter den Spezialisten aufgeteilt: Der eine beschäftigt sich nur mit den Füßen, der nächste Orthopäde beschäftigt sich nur mit dem Knie oder den Hüftgelenken, dieser Arzt spezialisiert sich auf den Rücken, jener auf das Herz. Der Urologe hat's mit Nieren und Blase. Der Kieferspezialist hat vom Becken keine Ahnung. Diese baukastenartige Aufteilung ist künstlich, sie hat mit der Natur des Körpers nichts zu tun. Denn an uns und in uns ist alles mit allem vernetzt.

Wie sehr alles mit allem vernetzt ist, bestätigt eine Beobachtung, von der mir Solveig Hoffmann, Ärztin und CANTIENICA® Master Teacher auf Teneriffa, berichtet: Das Tragen von Gleitsichtbrillen kann die Haltung bis in den Beckenboden stressen. Wer beim Anpassen und Ausmessen der Gleitsichtgläser unsorgfältig sitzt, mit eingesunkenem Brustkorb und rundem Rücken zum Beispiel, muss später unentwegt mit der Kopfhaltung Fern- und Nahsicht austarieren. »Wer diesem Austarieren mit Nachgeben antwortet, statt aufgespannt dagegenzuhalten, schwächt die Beckenbodenmuskulatur bis zur Verschlimmerung oder gar Auslösung von Inkontinenz«, sagt Solveig Hoffmann. Beim Wechsel von Fernsicht zu Nahsicht schiebt sich das Kinn vor, die Halswirbelsäule krümmt sich, die oberen Halswirbel werden gestaucht.

»Ich frage inzwischen alle Patienten, die wegen Blaseninkontinenz in die Therapie kommen, ob sie Gleitsichtbrillen tragen. Oft fällt erst in dem Moment das zeitliche Zusammentreffen des Tragens einer Gleitsichtbrille mit der Verschlimmerung ihrer Inkontinenzbeschwerden auf.«

Das Leben wollte es, dass ich nun auch Gleitsichtbrillen trage, und ich berichte jetzt aus Erfahrung, wie einfach es ist, perfekt angepasste Gleitsichtbrillen zu erhalten. Setzen Sie sich beim Optiker ganz vorne an den Rand des Stuhles oder Fauteuils. Füße in V-Position, Knie über den Fersen, Beine hüftschmal. Exakt auf den Sitzbeinhöckern ausrichten. Aufspannen. Alle Muskeln am Rumpf zur Mittelsäule ausrichten und dehnen. Alle Hals- und Nackenmuskeln aktivieren und als Stütze für den Kopf nutzen. Kinn im rechten Winkel zum Hals.

Wahrscheinlich muss Ihr Brillenspezialist an diesem Punkt den Spiegel höherstellen und überhaupt seinen Arbeitsplatz verändern. Lassen Sie ihn gewähren, er hat sich und seine Instrumente Ihnen anzupassen. Sie bezahlen viel Geld für die Gleitsichtbrille, sie muss sitzen.

Bei mir war es so: »Bei Ihnen ist das Vermessen so einfach«, sagte Herr G.

»So viele Menschen haben so viele Probleme, bis die Gläser sitzen.« Noch mal: So gut, wie Sie bei der Vermessung sitzen, genauso gut sitzt die Brille. Wird die Brille Ihrer schlechten Haltung angepasst, so müssen Sie diese schlechte Haltung wieder einnehmen, wenn Sie die Brille tragen. Solveig Hoffmann rät ihren Patienten, die Brille abzusetzen, wann immer es möglich ist. »Ich empfehle grundsätzlich, das Tragen der Gleitsichtbrille möglichst kurz zu halten. Beim Lesen und Schreiben kann man eine Nahbrille tragen, beim Autofahren und beim Sport ist die Fernbrille angesagt.« Manchmal bekomme sie zur Antwort, es sei doch peinlich, dauernd die Brillen zu wechseln. Solveig Hoffmanns Antwort darauf: »Was ist unangenehmer: mit 55 zwei Brillen benutzen oder mit 60 die Windeln ...?«

Skeptiker und Skeptikerinnen können die Vernetzung der Augen mit dem Levator ani auf einfache Art selbst erspüren: Rollen Sie die Augen im Kreis, richtig schön große Kreise zeichnen, so weit das Auge reicht. Im Uhrzeigersinn, im Gegenuhrzeigersinn. Einmal schön aufgespannt, Füße hüftschmal und in V-Stellung. Scham- und Steißbein aufrichten, den Kronenpunkt nach oben gedehnt, Kopf hoch und frei auf dem Atlas schwebend. Dann lassen Sie sich gehen, Becken gekippt und Rücken rund, Kinn in die Luft gestreckt, und jetzt die Augen rollen ...

Ich behaupte – aus Erfahrung natürlich: Aufgespannt kommt Leben in den Körper. Die Augäpfel zeichnen richtig große, runde Kreise. Sie spüren, wie die Augenmuskeln zum Nacken ziehen. Und im Becken ist deutlich ein »Muskelecho« spürbar, die innerste Schicht der Beckenbodenmuskulatur, der geniale Levator ani, gibt Antwort. Kippen

Sie den Kopf in den Nacken, ist das Echo der vernetzten Muskulatur nur noch schwach oder gar nicht mehr vorhanden. Kippen Sie die Sitzbeinhöcker samt Becken nach vorne, stauchen Sie den Rücken rund – großes Schweigen im Becken. Solveig Hoffmann formuliert es so: »Die Tiefenmuskulatur des ganzen Leibes hängt in einem Fließgewicht zusammen.«

Mein Tipp

Die Übungen für die Augenmuskulatur in Kapitel 8 können Ihre Fehlsichtigkeit im Weiterverlauf stoppen. Viele Menschen berichten über positive Veränderungen und Verbesserung ihrer Sehkraft.

Wie verkürzte Rumpfmuskulatur das Gesicht nach unten zieht und wie sie gedehnt werden kann

Was haben ein großer, schwerer Busen, ein typisches Frauenlachen, Schüchternheit, stillende Mütter und Resignation gemeinsam? Sie verkürzen die Muskulatur am vorderen Brustkorb. Diese Verkürzung zieht die gesamte schwimmende Mimikmuskulatur mit nach vorne unten. Auch die den Busen haltende Muskulatur wird verkürzt, der Busen folgt der Schwerkraft. Hier sind ein paar Übungen, die gleich auch noch den Busen heben. Setzen Sie sich auf ein Kissen, die Beine im »vivatomisch« guten Schneidersitz: Exakt auf den Sitzbeinhöckern ausrichten. Die Beine auf Kniehöhe angewinkelt. Die Sprunggelenke aufrichten, sodass die Muskeln der Gelenke und der Füße aktiv sind und arbeiten können. Die Kniekehlen nach vorne verlängern, die Leisten

SCHNEIDERSITZ PERFEKT

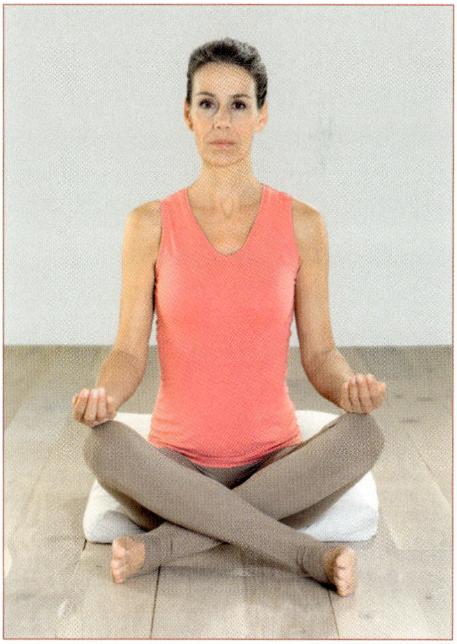

Die gut aufgebaute Grundposition ist entscheidend für die Wirkung der Übungen. So sieht ein perfekter Schneidersitz aus.

nach hinten ziehen und die Muskeln der Oberschenkel aus den Leisten ausdrehen und vollkommen entspannen.

Alternative, wenn Ihnen der Schneidersitz schwerfällt: Auf einen Hocker setzen. Füße hüftschmal und leicht V-förmig. Kronenpunkt zur Decke, Scham- und Steißbein auf- und ausrichten, bis Sie genau auf den Sitzbeinhöckern sitzen. Die Finger beider Hände locker auf die Mitte des Brustbeines legen.

Hauchzart mit der einen Hand nach unten, mit der anderen synchron nach oben streichen. Eigentlich streicheln. Hauchzart. Wieder in die Mitte, wieder ausstreichen. Gerade nach oben und gerade nach unten. Stellen Sie sich vor, wie sich Ihr Brustbein zu seiner vollen Länge ausdehnt, dem ursprünglichen Bauplan entsprechend. Wiederholen Sie die Übung mindestens 12-mal – ein Zuviel gibt es nicht.

Legen Sie den rechten Mittelfinger an den Ansatz des linken Schlüsselbeines. Mit der linken Hand streichen Sie das Schlüsselbein mit fliegenden Fingern zur linken Schulter hin aus. Achtung, der Ellbogen bleibt nah am Körper, zeichnet einen möglichst großen und lockeren Halbkreis. Die Armmuskulatur ist entspannt. Vielleicht hilft Ihnen ein Bild beim Entspannen: Der Ellbogen ist ein Pendel; durch den Arm fließt warmer Honig – oder flüssiges Gold. Mindestens 12-mal, keine Begrenzung nach oben. Mit dem rechten Schlüsselbein wiederholen.

Die Rippen auseinanderziehen: Legen Sie eine Hand an die unteren, die andere an die oberen Rippen und ziehen Sie die Rippen mit sanfter Herzhaftigkeit auseinander, die unteren nach unten, die oberen nach oben. Sooft Sie wollen. Falls nun im Spiegel Ihre Schultern viel tiefer sitzen und der Hals länger und schlanker erscheint: So ist es, und darum geht es.

Mein Tipp

Sie können diese Dehnübungen auch im Liegen machen. Legen Sie dazu einen ganz klein aufgeblasenen Luftballon (kiwigroß) unter den Schädel, das intensiviert die Aufspannung und aktiviert die Tiefenmuskulatur. Diese Dehnübungen sind auch bei Migräne, Tinnitus und Verspannungen der Schultern wirksam. Sie helfen nach Operationen am Brustkorb. Und bei Asthmatikern wirken sie wahre Wunder. Es lohnt sich, die Dehnübungen für den Brustkorb drei Wochen lang mindestens dreimal pro Woche zu absolvieren. In dieser kurzen Zeit dehnen sich zusammengeschobene, durch Fehlhaltung verkürzte Knochen – ja, Knochen!!! – erfahrungsgemäß wieder aus.

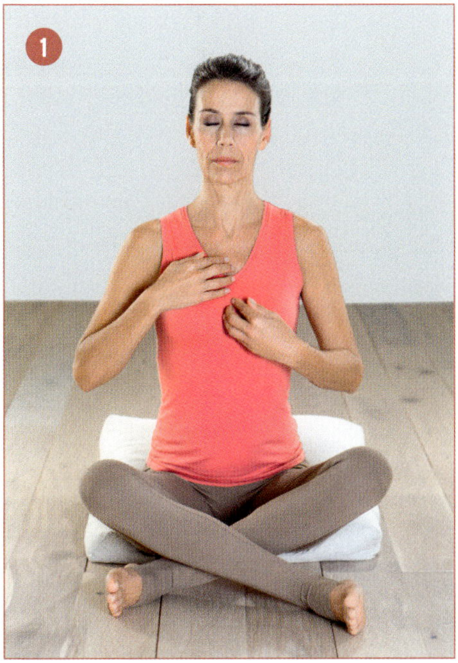

BRUSTBEIN VERLÄNGERN
Abb. 1: Das sanfte Ausstreichen und Dehnen des Brustbeines streckt den Oberkörper.

SCHLÜSSELBEINE DEHNEN
Abb. 2: Schönes Dekolleté, straffer Hals – mit sanften Strichen die Schlüsselbeine dehnen.

RAUM FÜR DIE RIPPEN
Abb. 3: Dehnt die Muskeln zwischen den Rippen. Hebt den Busen. Schafft Raum für das Zwerchfell.

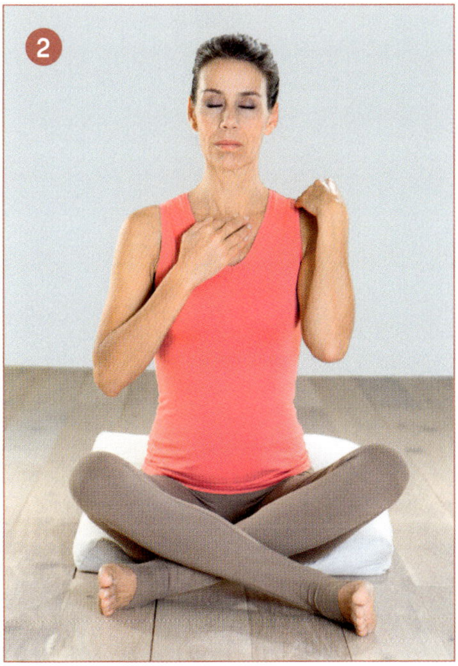

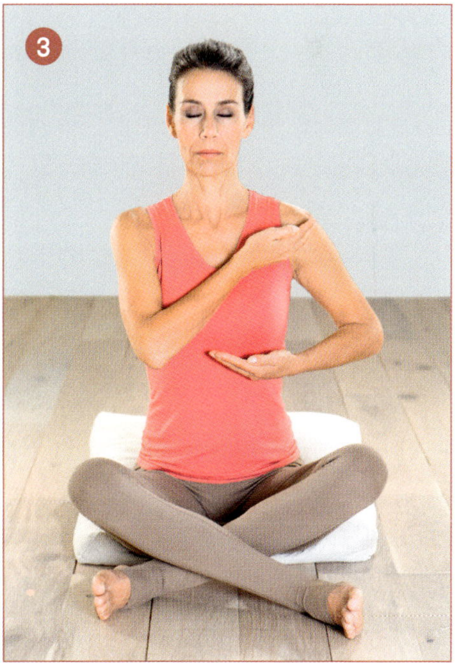

Leichte Schultern

Aufrecht sitzen mit allem Drum und Dran: Füße in leichter V-Stellung, Knie hüftschmal, Kronenpunkt nach oben, Steiß- und Schambein aufrichten. Den Brustkorb möglichst weit weg vom Becken nach oben dehnen; Brustkorbunterrand und Beckenoberrand stehen bündig übereinander. Die Handrücken liegen entspannt auf den Oberschenkeln. Nun lassen Sie – bildlich gesprochen – Gold oder Honig oder Formel-1-Motorenöl durch den Oberarm fließen. Der Ellbogen hängt frei. So zieht sich der Oberarmkopf aus dem Schulterdach. Achtung, das ist nun keine Bewegung mehr, sondern Architektur aus den Tiefen der Knochen und Gelenke! Kann der Ellbogen nicht mehr leichter werden, entspannen Sie die Oberarmmuskeln Richtung Achselhöhle und drehen Sie die Muskeln gleichzeitig aus, wie Sie es ja nun schon kennen. Richtung nach hinten. 12-mal. Die Hände bleiben liegen, wo und wie sie sind. Dann noch 12-mal versetzt links, rechts, links, rechts.

PERFEKT SITZEN

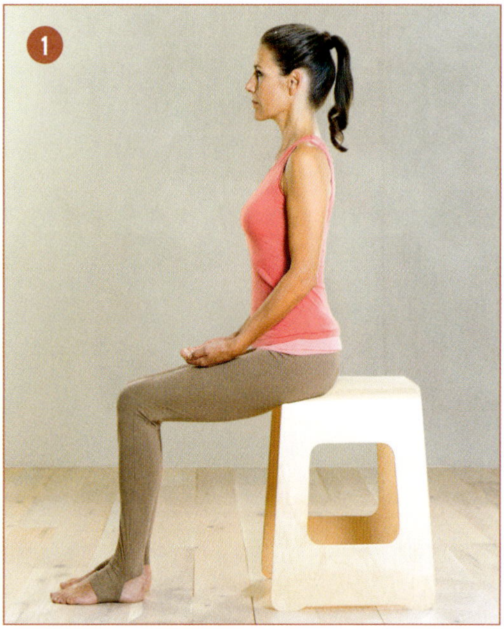

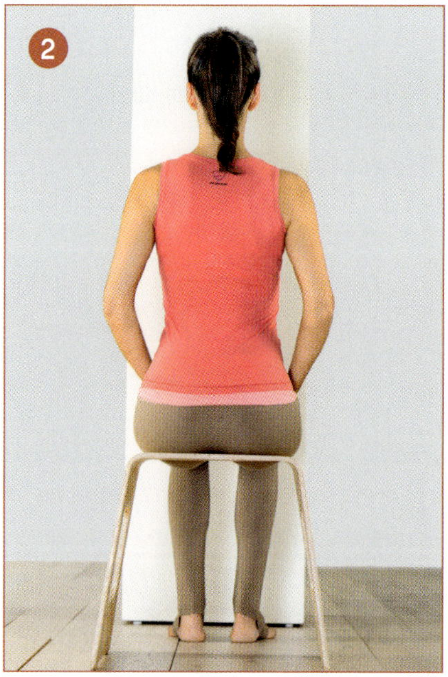

Die sanfteste Übung für schöne, entspannte Schultern und einen »freien Kopf«: Aufrecht sitzen und die Knochen auseinanderdividieren. Der Oberkörper ist vorne und hinten gleich weit und offen.

Wird der Brustkorb offener und weiter, hebt sich der Busen leicht an, fühlen sich die Schultern an, als seien sie nicht mehr vorhanden, können Sie tiefer und freier atmen? Dann sind das alles Anzeichen dafür, dass Sie alles perfekt gemacht haben und machen. Will es mit dem Ausdrehen der Oberarmmuskeln nicht so recht klappen, so können Sie mit beiden Händen eine Tischplatte fassen, von oben, und gegen den Widerstand Ihres eigenen Griffes die Oberarmmuskulatur auf Achselhöhe ausdrehen.

Haltung und Muskeln trainieren statt operieren

Eine Zahnärztin, die durch ihren Beruf oft in eine statische Haltung gezwungen wird, kann mit den Atemübungen aus CANTIENICA®-Faceforming ihre Schultern entspannen und wird beweglicher im Hals-Nacken-Bereich. Auch ihre Hüften werden geschmeidiger. Bevor sie zu mir in den Faceforming-Kurs kam, schliefen ihre Arme oft ein. Ein Kollege riet ihr, sich die Schultern operieren zu lassen. Davon ist mittlerweile keine Rede mehr. Eine andere Klientin ist glücklich, dass ihre Gesichtshälften immer symmetrischer werden, ihr Mund war vor dem Kurs schief gewesen. Eine Frau kam zum Kurs, weil sie die Falten auf der Oberlippe wegbekommen wollte. Ihr Gesichtsausdruck wirkte oft so griesgrämig, obwohl sie eine sehr humorvolle Frau ist. Nun sind ihre Oberlippen wie glatt gebügelt. Wiederum eine andere Teilnehmerin liebt die Übungen mit den Augen. Mit diesen Aktivierungs- und Entspannungsübungen kann sie sich nach anstrengenden Arbeiten am Computer schnell erholen und sieht sofort wieder frisch aus. Die Übungen zur Kräftigung der Zunge lieben fast alle, da sie Nacken und Schultern loslassen können und die Muskeln um den Mund dann leichter spüren. Ich selbst kann mit CANTIENICA®-Faceforming Migräneattacken ausschalten und die Schultern viel besser entspannen.

Olga Zanolin, Jahrgang 1965
Sportlehrerin und CANTIENICA®-Instruktorin, CANTIENICA®-Studio Innsbruck, Österreich

Weshalb »die Natur« ganz selten am Doppelkinn schuld ist

5

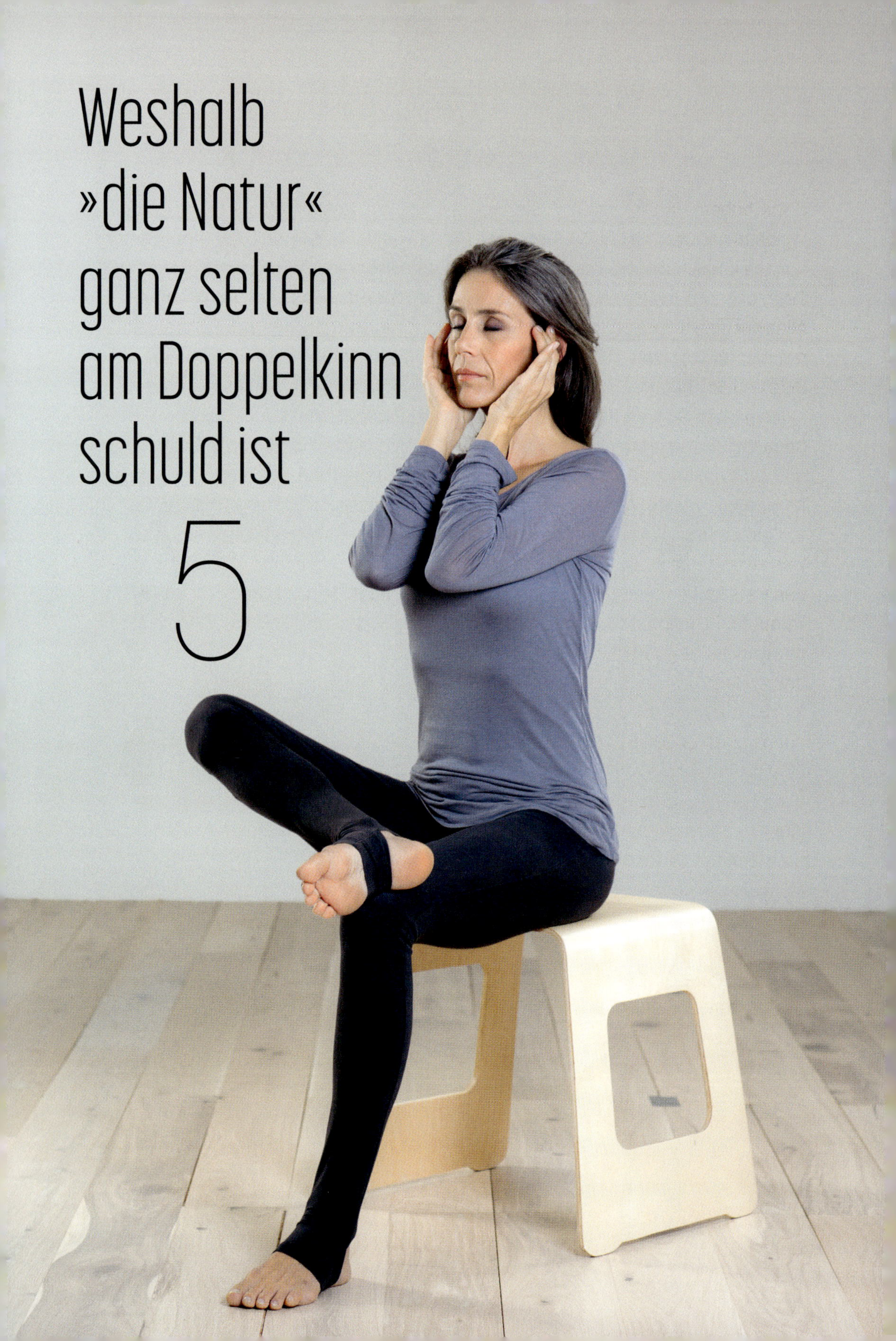

Sie haben ein Doppelkinn? Sie machen ein Doppelkinn. Sie haben einen kurzen, dicken Hals mit Falten? Sie machen den Hals kurz und faltig. Alles nur eine Sache der Haltung. Erfahren Sie, wie die gute Kopfhaltung den Hals und das Kinn sofort verschönert.

Ich beobachte zwei Ursachen für das Doppelkinn. Das erste Haltungsmuster, das ein Doppelkinn fördert, sind hochgezogene Schultern. Diese führen zu Verkürzungen der vielen kleinen Muskeln zwischen den Rippen und den großen im Brustkorbinneren. Die Halsmuskulatur wird verkürzt und gestaucht, der Hals wirkt gedrungen. In späteren Jahren legt sich bei Frauen das Dekolleté in Falten, vor allem am Morgen kurz nach dem Aufstehen kommt die Haut über dem Busen als V-Ausschnitt zum Vorschein. Die Abhilfe für diese Doppelkinn-V-Faltenwurf-am-Ausschnitt-Haltung kennen Sie schon: aufspannen, Muskeln am vorderen Brustkorb dehnen, mit dem Zungenende am Gaumendach pulsieren.

Das andere ein Doppelkinn förderndes Haltungsmuster kommt vor allem bei kleiner gewachsenen Frauen vor: Um zwei bis drei Längenzentimeter herauszuschinden, wird das Kinn hochgereckt. Die Halsmuskulatur wird dadurch vorne überstreckt und hinten verkürzt. Das ergibt die Illusion der Faltenlosigkeit von vorne, hinten unterteilt sich der Nacken oft mit einer gründlichen Querfalte in einen Ober- und einen Unternacken. Sobald der Kopf gerade steht, wirft auch das Kinn Falten ... Raten Sie mal, welche Bauart mein Doppelkinn hatte: Ich maß 162 Zentimeter und lebte mit einem Ehemann von 198 Zentimetern.

Ich habe die dumme Gewohnheit aufgegeben und bin – real – gewachsen. Beim letzten Nachmessen war ich über vier Zentimeter größer! In einem Alter, in dem die meisten Menschen damit rechnen, dass sie schrumpfen. Weil es angeblich der faule Zahn der Zeit so will.

Wohlfühleffekt bis in die Seele

Als regelmäßige Kundin eines Kosmetikinstituts war ich neugierig geworden auf die CANTIENICA®-Faceforming-Methode. Ich wollte das Geheimnis erspüren, meine Gesichtszüge ohne jedweden kosmetischen Zusatz zu entspannen und zu verjüngen.
Schon nach der ersten Behandlung zeigte sich, dass sich meine Gesichtszüge geglättet hatten, ja, die Zornesfalten auf meiner Stirn hatten ihre Strenge verloren. Durch die diagonale Aufspannung des ganzen Gesichts fühlten sich meine Augen größer an. Der gelöste Eindruck im Gesicht wirkte sich auch positiv auf meine Psyche aus.

> Kurzum, ich fühlte mich angenehm entspannt – und um Jahre verjüngt, ein Wohlfühleffekt der ganz besonderen Note. Und abends erhielt ich auf einer Geburtstagsfeier selbst von meinen kritischen Freundinnen ein außergewöhnliches Kompliment: Sie sprachen mich unverhofft auf mein frisches, jugendliches Aussehen an.
>
> **Karin Erdmann, Jahrgang 1947**
> ***Kundin im CANTIENICA®-Studio von Erika Lenz in Osnabrück***

Vorbereitende Übung 1: Kopfhochturm

Auf den Sitzbeinhöckern einrichten. Scham- und Steißbein aufrichten, den Kronenpunkt im Gegenzug nach oben dehnen. Die Schlüsselbeine seitlich lang auseinanderziehen. Das Brustbein in der Vorstellung gleichzeitig nach unten und nach oben verlängern, wie Sie es beim Bruststreicheln gelernt haben. Hände verschränken und ausdrehen. Die Arme über den Kopf strecken. Die Handinnenflächen zeigen zur Decke.

Die Arme möglichst neben den Ohren halten. Die Knochen bis mindestens in den Himmel verlängern und alle Muskeln der Arme in die Gegenrichtung fließen lassen, zu den Achselhöhlen hin.

Dabei wird der Abstand zwischen Ohrläppchen und Schulter deutlich größer, auch der Abstand von Hals zu Oberarm. Klappt es auf Anhieb, so können Sie ziemlich sicher sein, dass Ihr Rücken optimal aufgespannt ist. Die Zwischen- und Hinterrippenmuskula-

HOCHTURM

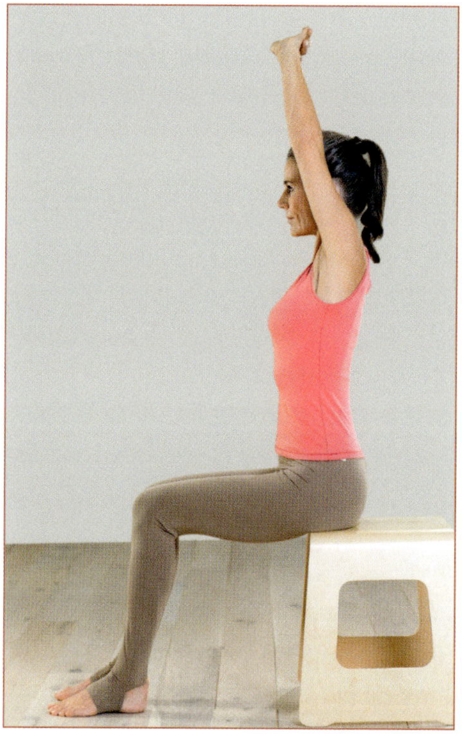

Diese Übung streckt den Torso, macht die Strukturen an der Bauchseite gleich lang wie am Rücken. Und sie vermittelt Ihnen die Beweglichkeit und die Ausdauer, die Sie für Faceforming in den Armen brauchen.

tur ist gedehnt, und der Kopf steht im rechten Winkel zum Hals.

Weit weg vom Ziel? Arme entweder gebeugt oder nicht bei den Ohren? Arme sogar deutlich vor dem Kopf? Kopf selbst vor den Schultern? Da hilft nur Üben ...

Der Kopfhochturm dehnt in einem Aufwasch alle Muskeln am Rücken, an den Schultern, am vorderen Brustkorb, am Hals. Sie können die Dehnung während des Tages immer mal wieder machen. Schon nach ein paar Tagen werden Sie gar nicht mehr verstehen, wieso sie heute beim ersten Versuch so schwierig schien.

Übrigens
Der Kopfhochturm ist auch eine perfekte Aufspannübung vor den Kopfatmungen oder dem eigentlichen CANTIENICA®- Faceforming, von dem Sie nun, ich verspreche es hoch und heilig, nicht mehr weit entfernt sind. Die schnellen, spürbaren Erfolge werden der schönste Dank sein für Ihren Einsatz und Ihre Geduld.

So schwebt der Kopf auf dem Atlas

Der Kopf wiegt ungefähr sechs Kilogramm, unabhängig von den Gefühlen, von denen er gerade durchflutet wird. Das ist ziemlich viel, wenn der Kopf schwer auf dem Atlas – so heißt der kopftragende, oberste Halswirbel – abgestellt wird. Das Gewicht ist keines, wenn die Kopfmuskeln wach und aktiv und kräftig und elastisch sind und ihre Aufgaben erfüllen können: den Kopf tragen, ihn drehen, ihn auf- und abbewegen.

Wir haben uns im Laufe der Jahrmillionen ein ausgeklügeltes Netz an Muskeln herangezüchtet, für die vielen Menschen im Laufe ihres Lebens das Bewusstsein verloren geht. Das hat zwei Gründe: Erstens sitzen wir zu viel und bewegen uns zu wenig, zweitens werden wir alt. Richtig schön alt. Die gute Nachricht ist, dass Muskeln immer Muskeln bleiben und sich reanimieren lassen, solange wir leben.

Der Hals ist seitlich mit sieben Schichten Muskeln ausgestattet. Ja, Sie haben richtig gelesen: sieben Schichten. Erst kommen die genialen autochthonen Müskelchen, die quer, längs und diagonal verstrebt die Halswirbel schützen, stützen und beweglich machen. Darüber schichten sich die Treppenmuskeln kreuz und quer, mit einem filigran verwobenen Netz von Bändern und Faszien. Auf diesem dicht gewirkten Muskelteppich entfalten sich die äußeren Muskeln. Arbeiten alle diese Muskeln zusammen, so bilden sie eine regelrechte Muskelsäule für den Kopf, er kann darauf schweben, sich selbst tragend.

Die relevanten Muskeln, die den Schädel halten und die Bewegungen des Kopfes ermöglichen, liegen unter den Nackenmuskeln und unter der Haut am Hinterkopf. Sternförmig in alle Richtungen ausstrebend, erlauben sie uns im obersten Stockwerk des Körpers den Panoramablick. Falls Sie sich für die anatomischen Bezeichnungen der einzelnen Muskeln interessieren: Sie sind alle im Glossar aufgeführt.

Sie möchten nun wissen, wie es denn um Ihre Kopfhaltung bestellt ist? Sich vor den Spiegel zu stellen, ist eine Möglichkeit. Die Wahrscheinlichkeit, dass Sie sich vorne überstrecken, um möglichst vorteilhaft auszusehen, ist groß. Checken Sie auch die Hinteransicht, indem Sie einen zweiten Spiegel hinzunehmen und sich von hinten ansehen. Ist der Hals hinten so lang wie vorne? Viel kürzer?

Und der obere Rücken, ist er gestreckt, rund oder überstreckt? Stehen die Schulterblätter ab wie Hühnerflügel oder liegen sie flach an? Sind die Schultern rund und hochgezogen oder horizontal schön auf einer Linie mit der Wirbelsäule?

PERFEKT STEHEN

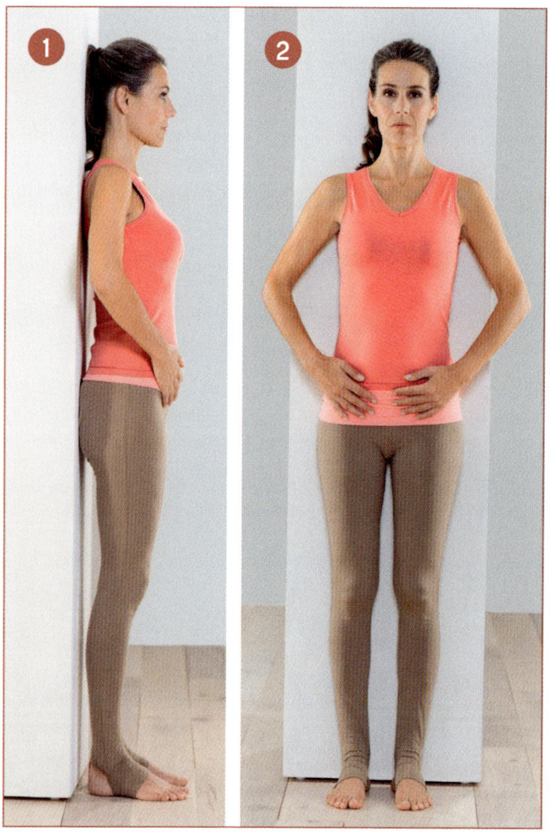

Der Kopf schwebt über der aufgespannten Wirbelsäule: die ideale Grundhaltung.

Vorbereitende Übung 2: Kopf hoch, Kinn geradeaus

Am vorderen Stuhlrand sitzen. Exakt auf den Sitzbeinhöckern ausrichten. Das Becken soll schweben, »nach unten ausrichten« also bitte, bitte nicht mit »nach unten ziehen« verwechseln, denn das endet unweigerlich im Flachrücken. Den Kronenpunkt nach oben dehnen. Bauchnabel zart zum Brustbein ziehen, das Brustbein lang machen. Die Ohren nach hinten oben spitzen. Lippen leicht geöffnet halten, Zungenenden an das Gaumendach anheben. Die Augen schauen geradeaus. Ellbogen lang denken, Muskeln der Oberarme zu den Achselhöhlen hin entspannen, richtig, nach oben hin zum Körper entspannen und leicht ausdrehen. Jetzt in dieser Aufspannung entspannen. Nach allen Regeln des Ferncoachings müsste Ihr Kinn jetzt im rechten Winkel zum Hals stehen und der Kopf so leicht auf dem Atlas schweben, dass Sie ihn gar nicht mehr spüren.

Klappt immer noch nicht? Eine Hand anwinkeln und Handrücken unter das Kinn legen. Mit der Zungenspitze im Mund gegen die Hand stupsen, den Kronenpunkt nach oben dehnen. Das richtet die Kiefergelenke ein und entlastet das Kopfgelenk. Hand wechseln, wiederholen. Sie wissen schon, der Körper liebt die Symmetrie.

KRONENFORMEL

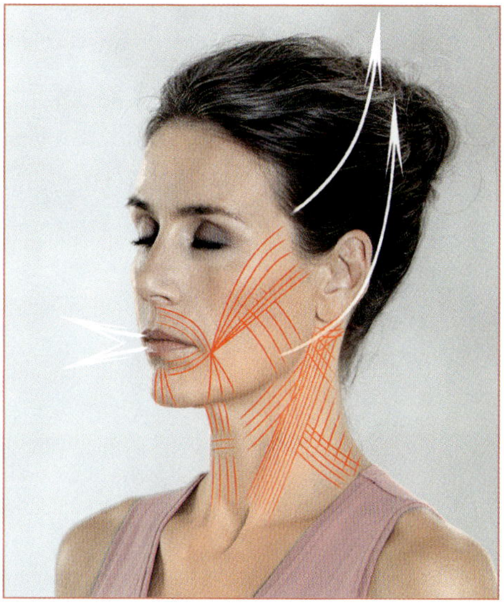

Den Kronenpunkt finden: Kopf im rechten Winkel zum Hals, die Wirbelsäule fadengerade aufgespannt, im Fadenkreuz der Diagonalen liegt Ihr Kronenpunkt.

Mein Tipp

Nicht mit den Augen nach oben schauen. Das staucht sofort den Nacken. Das ist übrigens auch so eine vertrackte Gewohnheit, wenn sie mal drin ist. Zur Sicherheit einfach die Augen schließen, dann ist die Gefahr gebannt.

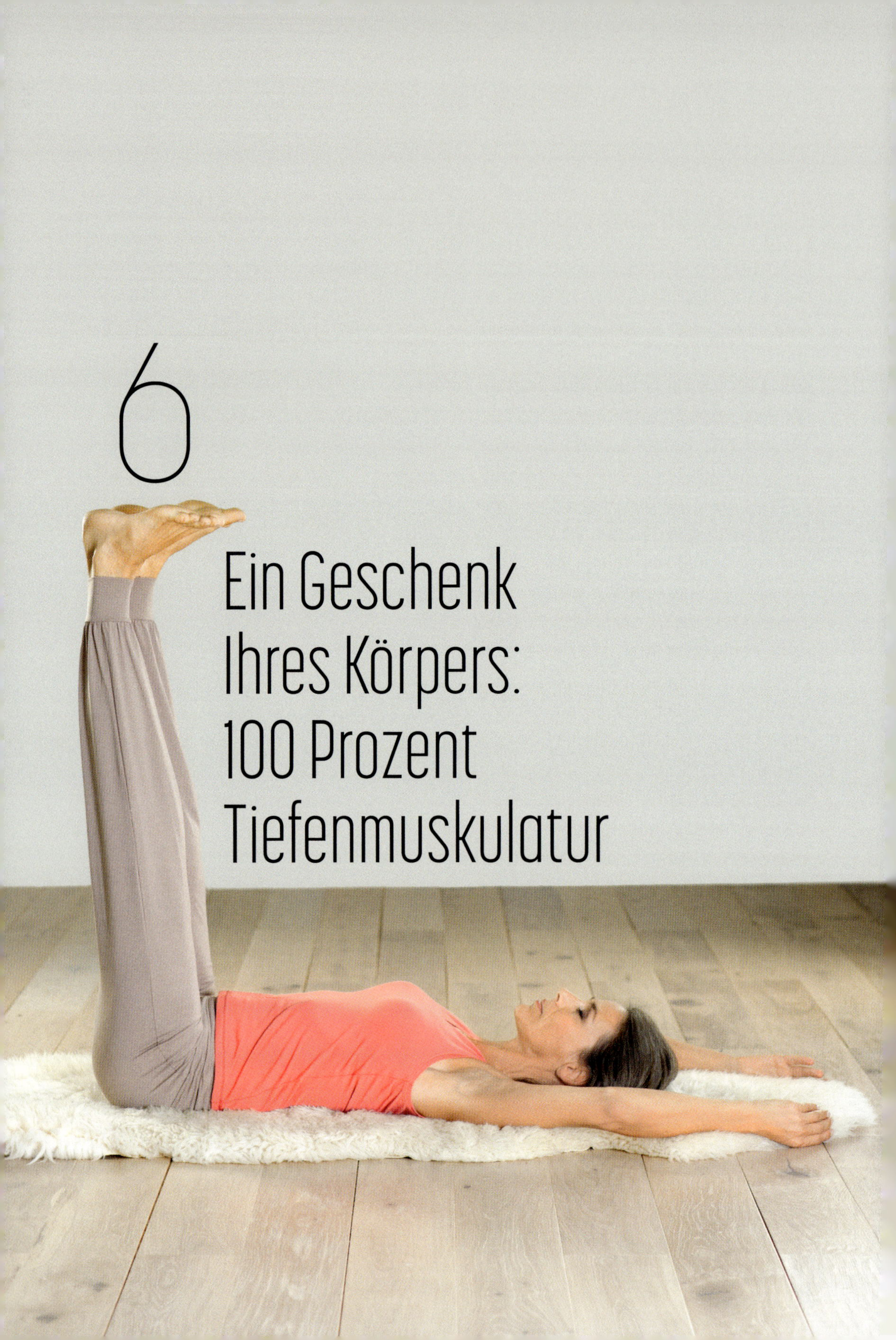

6

Ein Geschenk Ihres Körpers: 100 Prozent Tiefenmuskulatur

Das Leben, das Sie führen, ist reich an Inhalten und Erlebnissen. Sie haben nicht viel Zeit für sich selbst. Deshalb führt Sie Faceforming auf einen Umweg, der eigentlich die Abkürzung ist. Das Zauberwort kennen Sie schon: Haltung. Für Spannkraft, Straffheit, Reichtum in der Mimik.

Sie haben für die Entfaltung schon gute Vorarbeit geleistet, denn jedes Mal, wenn Sie sich auf den Sitzbeinhöckern schön aus-, auf- und einrichten, springt der Levator ani an, das ist die Muskelgruppe der innersten Beckenbodenschicht. Sie hält Ihr Becken so in Form, dass Arthrose der Hüften, Knie oder Sprunggelenke keine Chance hat. Außerdem hält dieser Levator ani wie eine Muskelschale die Bauchorgane im Körperinneren.

Dies beugt Inkontinenz, Organsenkungen, Verstopfung, PMS, Wechseljahresbeschwerden bei Frauen und Prostatavergrößerung bei Männern vor. Muskeln sind die wichtigste »Nervennahrung«: Jedes Mal, wenn Sie den Levator ani aktivieren, trainieren Sie sozusagen die Nerven, die Ihre sexuelle Lust und die Orgasmusfähigkeit ausmachen (Pudendus-Klitoris- oder Pudendus-Penis-Nerven). Und weil die Nerven einen direkten Draht zum Rückenmark haben, beeinflussen sie die Ausschüttung von Glückshormonen. Wenn das bisschen Arbeit am Levator ani auch noch die Faltenfreiheit im Gesicht unterstützt, so ist dieser Prachtkerl definitiv ein Quäntchen Ihrer Aufmerksamkeit wert.

Also. Auf dem Stuhl an den Rand setzen, das ist Ihnen nun ja schon geläufig. Füße leicht in V-Stellung und hüftschmal, Knie genau über der Ferse. Becken aufrichten, indem Sie sich genau und mittig auf die dafür bestimmten Sitzbeinhöcker setzen.

Spüren Sie die Sitzbeinhöcker intensiv, so sitzen Sie mit größter Wahrscheinlichkeit zu weit hinten. Stellen Sie sich vor, Sie müssten sich auf zwei harte Glasmurmeln setzen. So finden Sie (hoffentlich) den absoluten Scheitelpunkt der Sitzbeinhöcker. Haben Sie Glasmurmeln greifbar? Nur zu, legen Sie die Dinger unter Ihre Sitzbeinhöcker. Es klingt schlimmer, als es ist.

Den Kronenpunkt nach oben dehnen, Ellbeugen entspannt nach unten ziehen und so die Oberarmkugeln aus dem Schulterdach befreien. Die Muskeln der Oberarme zur Achselhöhle hin »heimholen« und ausdrehen. Nun stupsen Sie die Fersen zart in den Boden. Zehen, Oberschenkel, Bauch und Rücken bleiben entspannt. Fersen in den Boden stupsen. Nehmen Sie das Echo dieser klitzekleinen Bewegung an den Sitzbeinhöckern auf: Sie reagieren praktisch von selbst. Der Levator ani ist's, der die Verbindung schafft.

SANDUHRMUSKELN

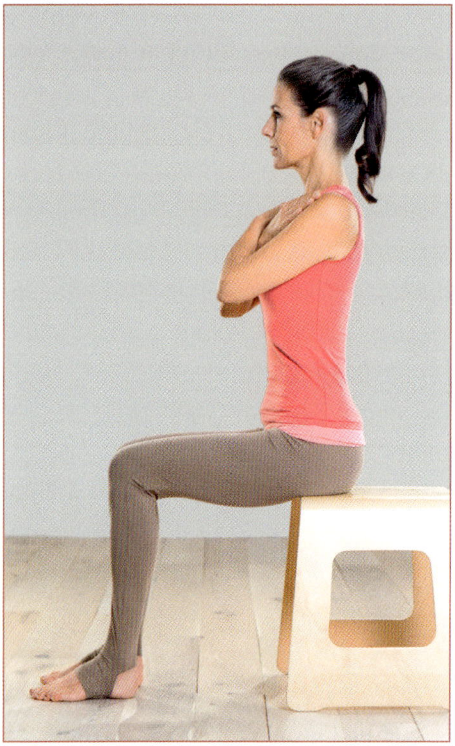

Mit der richtigen Körperhaltung lässt sich die Tiefenmuskulatur mühelos von Fuß bis Kronenpunkt vernetzen.

Stupsen Sie abwechselnd die rechte Ferse in den Boden, dann die linke, dann wieder die rechte und die linke. Sie spüren, wie die Hälften des vollkommen symmetrisch angeordneten Beckens reagieren.

Tolle Sache? Finde ich auch. Mit dieser kleinen Übung können Sie sich das aufrechte Sitzen für CANTIENICA®-Faceforming erleichtern.

Auch das Liegen: Rückenlage. Beine hüftschmal angewinkelt, Füße leicht in V-Stellung. Scham- und Steißbein aufrichten und Richtung Fersen dehnen, den Kronenpunkt nach oben verlängern. In Rückenlage können Sie wirklich an beiden Enden ziehen, es gibt keine Begrenzung für die Wirbelsäule, im Gegensatz zum Sitzen oder Stehen.

Bitte drücken Sie den Rücken nicht in die Unterlage. Einfach nur von beiden Enden die Wirbelsäule lang ziehen. Wenn sie voll ausgezogen ist, die Muskeln entspannen. Schluss. Ende. Aus. Jede weitere willentliche Positionierung der Wirbelsäule schadet ihr auf Dauer. Ja, Sie lesen richtig. Einfach nur aufspannen und entspannen. Jedes Mehr bedeutet Intellekt über Natur. Jetzt die Fersen in den Boden stupsen, links, rechts, links, rechts.

Der Gegencheck ist schnell gemacht. Kippen Sie das Becken nach vorne oder nach hinten, schon ist die Kettenreaktion Fersen–Beckenboden aufgehoben. Spannen Sie die Pobacken an – und weg ist die köstliche Sensation in den Tiefen des Beckens. Krallen Sie die Zehen hoch, verziehen Sie die Schultern – nichts rührt sich als Antwort auf das Fersenstupsen.

Nach dem Experiment wieder schön aufspannen und dem Körper versprechen, dass er das nun immer so machen darf; er wird es Ihnen danken. Gekonnt und gewollt hat er es immer, Sie haben es nur »vergessen«. Möchten Sie mehr über anatomisch sinnvolles Beckenbodentraining wissen: Tigerfeeling. *Das perfekte Beckenbodentraining für sie und ihn*, Südwest Verlag.

PERFEKT LIEGEN

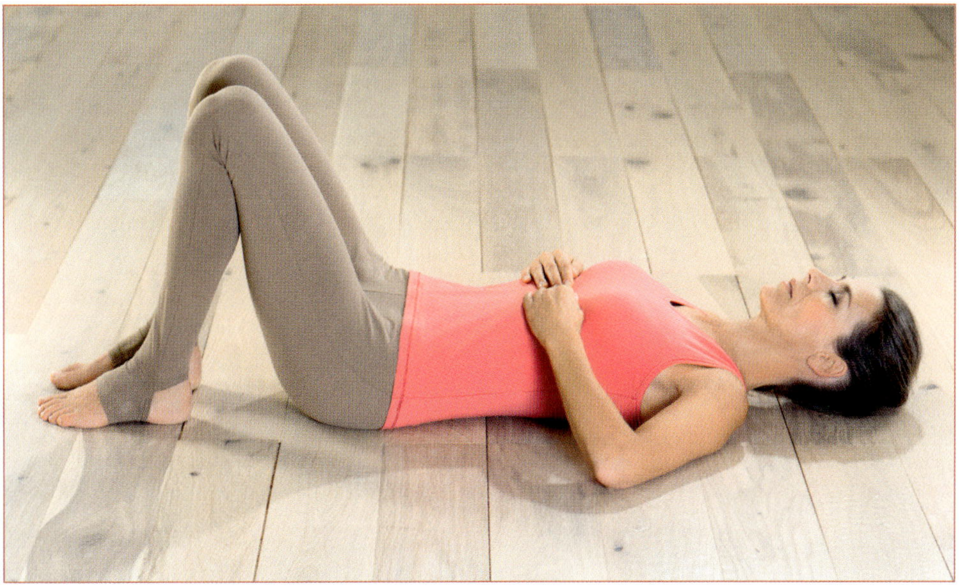

Gute Haltung lässt sich auch im Liegen trainieren. Doch aufgepasst, einfach hinlegen und drauflosüben geht nicht, der Aufbau muss stimmen.

7

Sofort aussehen wie frisch aus dem Urlaub

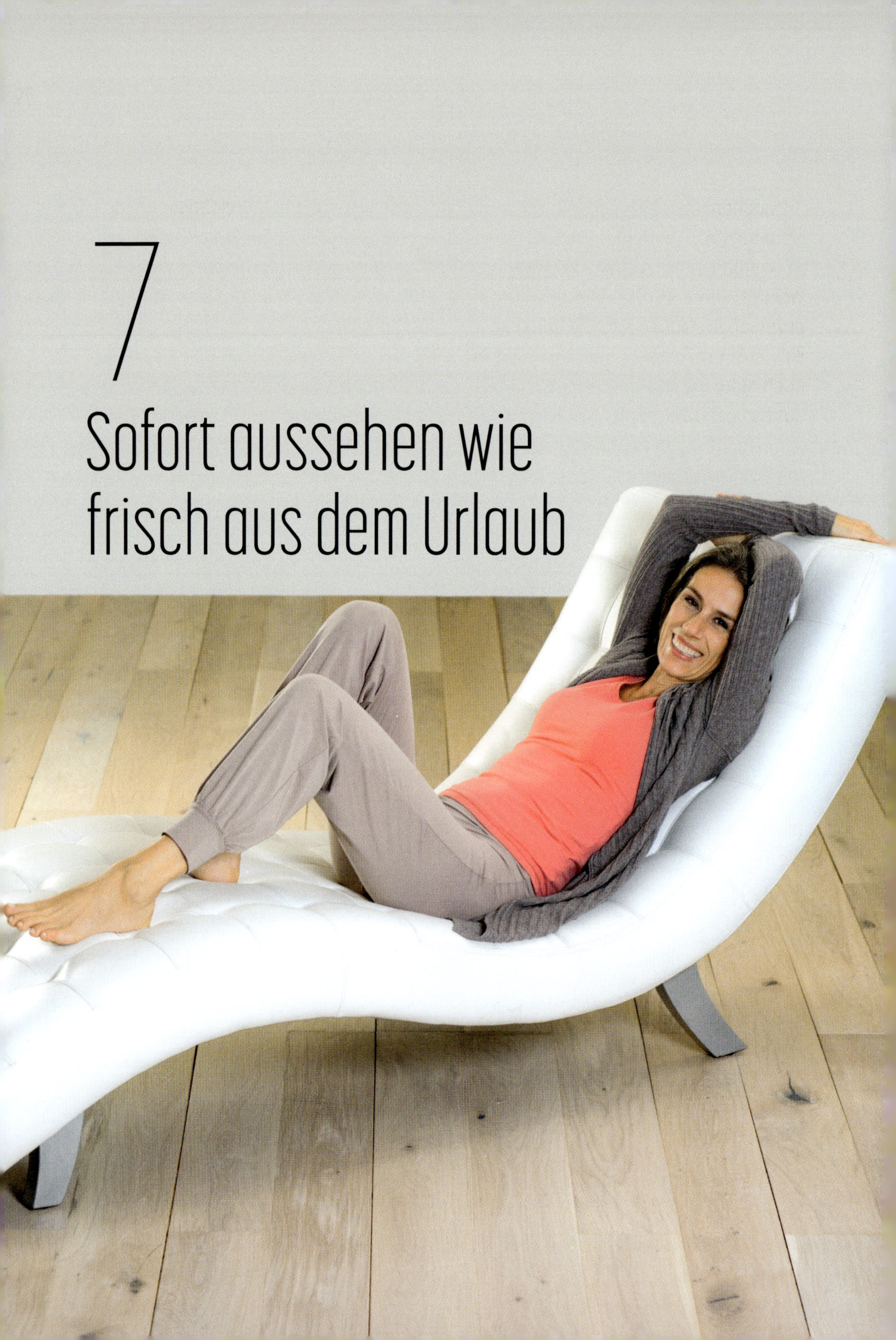

Tauchen Sie in die Tiefe Ihres Körpers. Der Ausflug lohnt sich. Sie werden die Quelle des körperlichen Wohlfühlens entdecken. Und wenn Sie auftauchen, werden Sie im Spiegelbild ein Strahlen sehen. Vielleicht bleibt auch schon die eine oder andere Falte auf der Strecke.

Ich weiß, dass ich mich wiederhole. Ich tu's aber aus gutem Grund. Ich höre immer wieder: »Ja, das habe ich zwar gelesen, dass die Haltung wichtig ist. Aber mir geht es doch nur um diese Nasolabialfalten.« Deshalb noch einmal: ohne Haltung keine Ent-Faltung. Jedes Mal, wenn Sie Ihren Körper aufspannen, ihn zur vollen Größe ausfahren, aktivieren Sie 100 Prozent der Tiefenmuskulatur. Und auch im Gesicht.

Die Tiefenmuskeln sind unsere potentesten Verbündeten für gutes Altern. Die Tiefenmuskeln ersparen uns Organsenkungen, Gelenkprobleme, Osteoporose. Diese Muskeln bewahren die Gelenkigkeit und die Reaktionsfähigkeit, sie vermitteln unseren Bewegungen Qualität, und Bewegung mit Qualität hält uns jung.

Sie können sich die vernetzte Tiefenmuskulatur etwa so vorstellen wie die Unterfütterung eines teuren Kleidungsstücks. Das Futter gibt Halt und Stütze und hält den kostbaren Stoff darüber straff und faltenfrei.

Die Reihenfolge ist wichtig, wichtig, wichtig! Sieben Schritte machen meine Methode für Ausstrahlung und Faltenreduktion einmalig erfolgreich:

Schritt 1: Aufgespannte Körperhaltung einnehmen, auf Hocker, im Schneidersitz, im Stehen oder in Rückenlage

Schritt 2: Den Kopf so ausrichten, dass er auf dem Atlas schwebt

Schritt 3: Zugspannung aufbauen

Schritt 4: Pulsieren mit dem Nackenstern und dem Levator ani

Schritt 5: Die Muskeln des Nackensterns und den Kronenpunkt wecken

Schritt 6: Die Rahmenpunkte an den Ohren, an den Schläfen und an der Stirn in Aufspannung bringen

Schritt 7: Feinarbeit für die Augen, den Mund, das Kinn und die Nase

Faceforming beginnt immer mit der Aufspannung der Körperhaltung. Ist Faceforming Ihr Einstieg in die CANTIENICA®-Methode, so finden Sie in Kapitel 11 einige Übungen für die Haltung, die Sie immer und jederzeit und überall zwischendurch machen können, damit die neue Guthaltung schnell zur Gewohnheit wird.

Dieser 7-Schritte-Ablauf gilt auch, wenn Sie wenig Zeit haben. Die Frische, die Ausstrahlung im Gesicht, die Wachheit und der klare Blick kommen

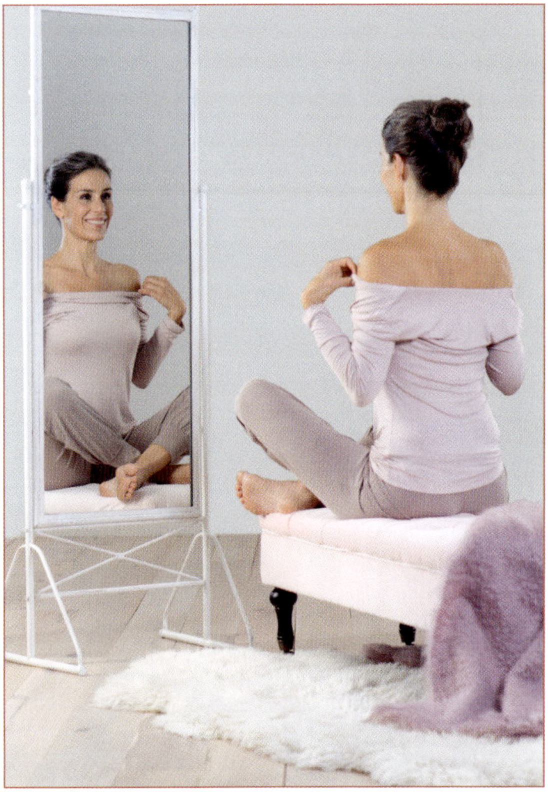

durch die Haltung – und das sofort. Je regelmäßiger und konsequenter Sie die schön machende Haltung üben, umso schneller tritt ein Automatismus ein. Und wenn Sie überall und jederzeit entspannt aufgespannt sind, gedehnt und leicht, so haben Sie die Schritte 1 bis 4 in Ihr Leben integriert und können gleich mit der Feinarbeit am Gesicht anfangen.

Ich kann mir vorstellen, dass Sie jetzt wissen möchten, wie lange das dauert, und ich behaupte jetzt einfach mal: drei Wochen. Aus taktischen Gründen. Drei Wochen sind nicht kurz und nicht lang. Wer sich vornimmt, etwas Neues zu lernen, hält drei Wochen durch. Und dann müssen die neuen Muster wenigstens so gut verankert sein, dass Ihnen der Körper ein Feedback gibt, wenn Sie in Ihre alte Gewohnheitshaltung zurückfallen – als Unwohlsein, vielleicht mit einem kleinen Warnschmerz, vielleicht, indem er der Gewohnheit einfach den Impuls zum Aufrichten entgegensetzt.

Vielleicht gehören Sie zu den Glücklichen, die nach dem allerersten Training nicht mehr anders wollen. Wunderbar. Es kann gut sein, dass es fünf Wochen dauert, bis Sie die ersten Automatismen im Alltag wahrnehmen. Es kommt darauf an, wie weit Sie sich im Laufe Ihres Lebens von der leichten Aufgespanntheit Ihrer Kindertage entfernt haben. Es kommt auch darauf an, wie Sie sich selbst wahrnehmen. Auch sieben Wochen sind okay. Wenn Sie indes drei Monate intensiv an Haltung und Gesicht arbeiten und es tut sich nichts, so stimmt die Ausgangshaltung nicht.

Suchen Sie eine ausgebildete CANTIENICA®-Fachperson auf, die Sie beim Ausleuchten der »blinden Flecken« in Ihrer Körperwahrnehmung unterstützt. Denn meine Erfahrung ist: Schon nach dem ersten Training müssen Sie sich frischer, wacher, größer, aufgespannter und leichter fühlen und auch so aussehen. Nach dem dritten Tag sollte das erste Kompliment von außen kommen. Lassen Sie sich von den authentischen Testimonials motivieren: Das schaffen Sie auch!

Sie können Ihre Fortschritte mit Fotos festhalten. Das erste Foto machen Sie vor dem ersten Training, dann nach dem dritten Workout das zweite. Ab da können Sie die Abstände länger werden lassen. Ich habe bei mehreren Demonstrationen meiner Methode im Fernsehen Vorher-nachher-Effekte innerhalb von 20 Minuten beweisen können – mit Frauen, die ich vorher nie gesehen hatte und die von meiner Methode nichts wussten.

Schritt 1: Aufgespannte Körperhaltung

Ganz nach vorne an den Rand der Sitzfläche rutschen. Füße hüftschmal und leicht in V-Stellung. Knie über den Fersen. Scham- und Steißbein senkrecht Richtung Boden ausrichten, der Kronenpunkt dehnt sich nach oben. So kommt die Haltungsmuskulatur in ihre Grundaufspannung. Den Bauchnabel gleichzeitig zum Brustbein und zum Schambein verlängern. Das aktiviert den Verbindungsmuskel zwischen Beckenboden und Bauch, erleichtert die Aufspannung, schenkt »Kernstabilität«, strafft den Bauch und die Taille.

Am linken Sitzbeinhöcker einatmen, den Atem zur rechten Oberarmkugel lenken, ausatmen. Beim Ausatmen länger werden als beim Einatmen.

Am rechten Sitzbeinhöcker ein- und bei der linken Oberarmkugel ausatmen. Mindestens 3-mal, keine Begrenzung nach oben.

HOCHTURM

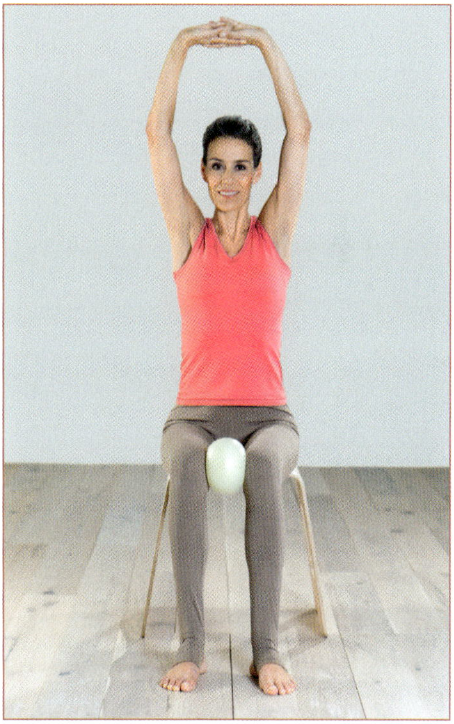

Der Kopfhochturm hilft, die ideale Ausrichtung für die Schlüsselbeine, die Schulterblätter, die Oberarmkugeln und die Schulterdächer zu erarbeiten.

Ellbeugen schwerelos nach unten fließen lassen, gleichzeitig die Ohrspitzen nach hinten oben ziehen. Muskeln der Oberarme ausdrehen. Hände verschränken, Arme über den Kopf strecken, die Handinnenflächen zeigen zur Decke. Arme neben den Ohren durchstrecken und die Schultern nach außen unten setzen, gleichzeitig die Oberarmmuskeln noch mehr ausdrehen, bis die Schulterblätter ganz flach am Rücken liegen. In der Position nun entspannen, 3-mal wiederholen. Dann die Hände lösen und die Arme senken.

PERFEKT STEHEN

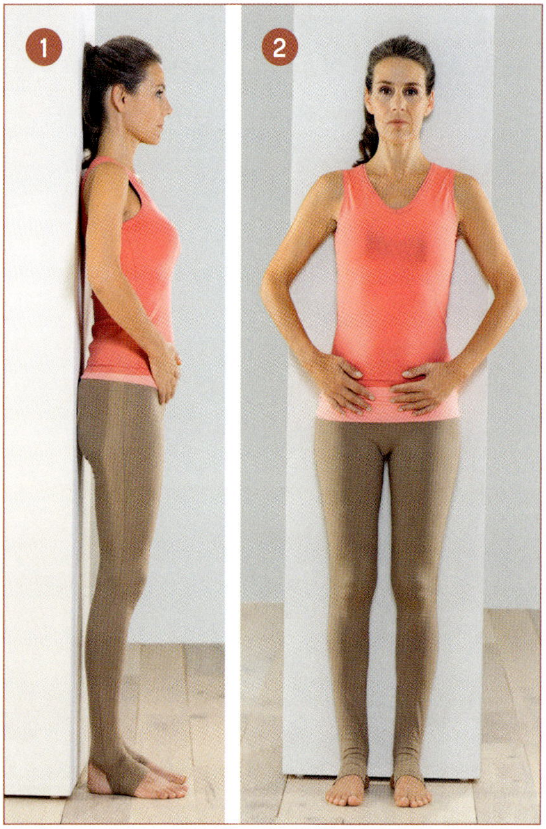

Die Aufspannung des Körpers vermittelt auch den Muskeln im Gesicht die ideale Grundspannung, ohne Anspannung.

Mein Tipp

Der Kopfhochturm lässt sich im Sitzen, im Stehen und im Liegen als Unterstützung zur Grundaufspannung machen. Bei mir ist er morgens im Bett noch vor dem Aufstehen die erste Übung.

Die gute Haltung im Stehen: Vor eine Wand stellen, die Fersen in kleinem Abstand zur Wand, die Sitzbeinhöcker müssen hinter den Fersen schweben. Gesäß und Schulterblätter gleichzeitig an die Wand bringen. Hände auf die Leisten legen. Unterschenkel lang ziehen, Oberschenkel lang ziehen. Das Becken anheben. Den Brustkorb möglichst weit weg vom Becken nach oben dehnen. Die Ellbogen zu den Seiten dehnen. Die Oberarmknochen lang machen und die Muskeln der Oberarme ausdrehen, bis die Oberarmkugeln an der Wand liegen. Achtung: Der Kopf schwebt frei, nicht an die Wand lehnen, er muss wieder lernen, sich selbst zu tragen.

Schritt 2: Kopf ausrichten

Die Haltung wird aus Schritt 1 übernommen. Lippen leicht geöffnet halten, Ohrspitzen nach hinten oben dehnen. Augen schließen. Stellen Sie sich vor, Sie tragen ein »Pfaffenhütchen« aus vier Goldfäden.

Goldfaden 1 ist genau in der Mitte der Stirn festgemacht.
Goldfaden 2 ist über dem rechten Ohr befestigt.
Goldfaden 3 ist mitten im Nackenstern fixiert.
Goldfaden 4 beginnt über dem linken Ohr.

Ziehen Sie alle Goldfäden über dem Kronenpunkt zusammen, verknoten Sie diese und ziehen Sie die Fäden Richtung Himmel. Die Ellbogen ziehen leicht nach unten, damit die Schultern nicht hochkommen.

LEICHTHAUPT

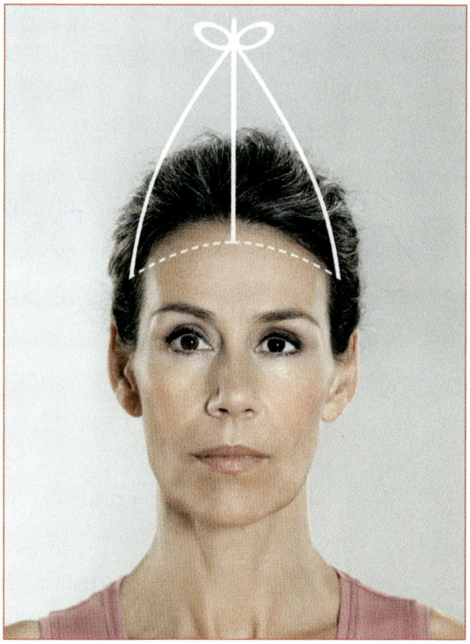

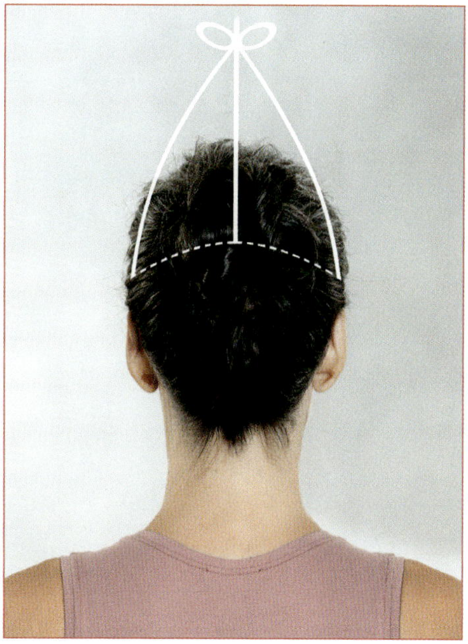

Das »Pfaffenhütchen« strafft die gesamte Kopfmuskulatur – und kann im Alltag überall aufgesetzt werden, ohne dass die Umgebung etwas bemerkt.

Schritt 3: Zug-Gegenzug-Spannung aufbauen

Es ist ein Grundprinzip der Wirbeltiere: Steht die Muskulatur unter Zugspannung, sind die Knochen von jedem Druck befreit. Wir reden uns ungefähr seit Leonardo da Vinci ein, die Aufrichtung auf zwei Beine sei eine ungeheure Leistung. Die Entwicklung zum vertikalen Zweibeiner mag es ja sein. Ist die Evolution jedoch einmal vollzogen, gestaltet sich die Haltung des Menschen nicht anspruchsvoller als bei Giraffen, Vögeln und Delfinen. Doch der Mensch macht als einziges Wesen einen Unterschied zwischen aufgespannt und entspannt. Unsere eigentliche Natur ist jedoch beides. Gleichzeitig.

Zurzeit kursieren wieder die Resultate von Studien, die besagen, die Wirbelsäule sei zu schwach, sich selbst zu tragen, am besten sei sie dran, wenn sie rund an einer Stuhlstütze lehnen könnte. Das ist so ein ausgemachter Unsinn, der partout nicht weniger unsinnig wird, wenn er von Wissenschaftlern und Forschern, namhaften Zeitschriften und TV-Sendungen wiederholt wird. Tatsache ist: Unser Skelett ist grandios. Es ist ausgestattet für 200 Jahre Aufgerichtetsein. Die knochenhaltende Tiefenmuskulatur schützt, stützt und bewegt uns in absoluter Perfektion – so wir sie denn nützen. Die meisten Erwachsenen in unseren Breitengraden nutzen ab 35 Jahren höchstens noch 50 Prozent ihrer Muskulatur. Mit 80 leben zurzeit viele Menschen nur noch mit dem muskulären Existenzminimum.

Es ist möglich, dass eine Wirbelsäule mit verkümmerter Schütz- und Stützmuskulatur besser dran ist, wenn sie von einer Lehne abgestützt wird, aber daraus abzuleiten, ein gesunder Rücken brauche eine Lehne, ist einfach nur dumm. Kämen wir ohne Lehne im Rücken nicht aus, hätten wir die Steinzeithöhle nie verlassen. Wir hatten ungefähr sechs Millionen Jahre Zeit, uns aufzurichten. In dieser Zeit haben wir das perfekte Stützsystem für unser Knochen-Gelenk-Gerüst entwickelt. Die Skelettmuskulatur mit dem genialen Prinzip von Zug und Gegenzug – Sie erinnern sich an den Anfang dieses Buches – erlaubt es uns, die Schwerkraft für uns und unsere optimale Aufrichtung zu nutzen.

Verzeihen Sie mir den kleinen Ausflug in die Evolution. Ich hoffe, er veranschaulicht, worum es mir bei CANTIENICA®-Faceforming geht: um die Körperarchitektur als Ganzes, die uns leicht und schön geschaffen hat. Im Gesicht geht das Prinzip von Zug und Gegenzug mit den Lebensjahren genauso verloren wie am Körper, wenn wir ihm nicht Sorge tragen.

Die Wirkung dieses Programms zur Gesichtsstraffung potenziert sich, wenn Sie dieses Prinzip von Zug und Gegenzug nicht nur theoretisch verstehen, sondern auch praktisch umsetzen. 24 Stunden am Tag, sieben Tage in der Woche.

Leichter gesagt als getan. Sie sollten mich bei den Diplomausbildungen angehender Instruktorinnen und Instruktoren hören, ich komme mir vor wie eine Schallplatte mit Sprung und wiederhole eine Million Mal: »Mund leicht offen halten, Zunge an den Gaumen, Lippen weg von den Zähnen.« (Wer schon Mr. Spock nicht mehr kennt, dem muss ich wahrscheinlich auch die Schallplatte erklären: Das sind diese dünnen, gerillten Vinylplatten; in den Rillen steckte die Musik, sie wurde durch die Abtastnadel eines sogenannten Plattenspielers aus den Rillen gezaubert. Waren diese Rillen zerkratzt, sprang die Nadel an der Kratzstelle zurück und spielte dieselbe Tonfolge, immer in Schleife.)

Also Zug und Gegenzug zur Straffung der Gesichtsmuskulatur. Die aufrechte Haltung aufbauen, wie beschrieben. Das Kinn steht im rechten Winkel zum Hals. Der Kopf schwebt auf dem Atlas. Der Levator ani ist aktiv und unterstützt die Aufrichtung.

Den Kronenpunkt noch mehr zur Decke ausrichten. Nun die Lippen von den Zähnen wegspannen. Es ist etwas mehr als denken und viel weniger als ziehen. Kontrollieren Sie Ihr Spiegelbild: Die Oberlippe wirft kein einziges Fältchen. Es geht darum, dass Sie die Lippen in ihrer ganzen Fülle als Muskeln wahrnehmen. Sie erinnern sich an den Grundsatz »Nur, was während der Übung schön aussieht, kann Sie auch schön machen«. So wie's aussieht, so wird's.

Eine Vorstellung, die mir hilft: Ich stelle mir vor, dass mir entlang des Randes der Lippen Wimpern wachsen. Dicke, fette, lange Wimpern. Keine Ahnung, wieso, doch bringt diese Vorstellung meinen Lippen Zug und Fülle.

Lippen von den Zähnen weg, Ohrspitzen nach hinten oben, die Zungenenden an den hinteren Gaumen legen. Versuchen Sie nun, gleichzeitig die Lippen nach vorne, die Zungenenden nach hinten oben und die Ohrspitzen zum Kronenpunkt zu dehnen. Haben Sie das Gefühl, eine unsichtbare Hand straffe Ihre Wangen? Dann machen Sie's perfekt. Auch wenn die Haare auf dem Kopf tanzen, weil sich die ganze Kopfhaut verschiebt, ist das ein gutes Zeichen. Vorausgesetzt, die Stirn ist ruhig und glatt. Viele Frauen ziehen in der irrigen Meinung, was etwas nützen soll, müsse auch richtig anstrengend sein, die Stirn hoch und legen sie in Querfalten. Sie auch? Legen Sie die Hände locker auf die Stirn und unter-

DOPPELZUG

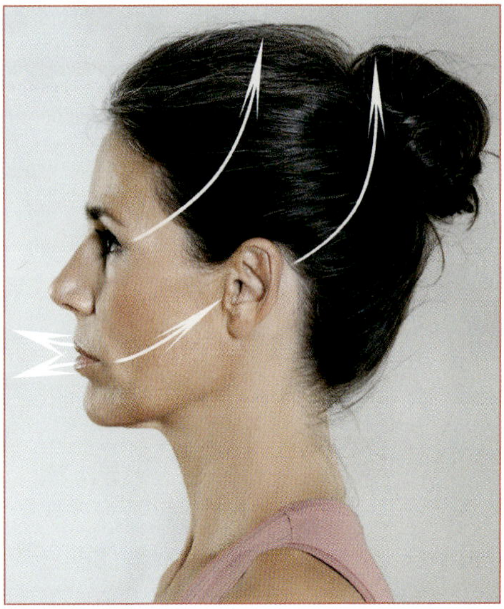

Durch das Prinzip von Zug und Gegenzug kommt Tonus und Spannung in die vernetzte Muskulatur.

binden Sie so den Impuls des Runzelnmachens. Die Lippen pulsieren von den Zähnen und vom Körper weg nach vorne, die Ohren und die Zunge pulsieren in die Gegenrichtung nach hinten oben. Dieses Pulsieren geht einher mit der Dehnung aller Kinn-, Mund- und Ohrenmuskeln.. Es ist ein Spannen und Dehnen der Muskeln, der Rhythmus ist individuell, er entspricht ungefähr dem Ruhepuls des Herzens, also plus/minus einer Sekunde pro Puls. Sie können diese Grundaufspannung jederzeit und überall unbemerkt machen. Merken Sie sich das Prinzip, es wird uns bei fast allen Übungen begleiten.

Mein Tipp

Bilder, die vielleicht helfen: Stellen Sie sich vor, Sie küssen eine Luftfee. Oder Sie trocknen mit Ihrem Atem ein nasses Spinnennetz. Oder Sie tragen eine vollreife Himbeere zwischen den Lippen, weil Sie keine Hand frei haben.

Schritt 4: Pulsieren mit Nackenstern und Levator ani

Ich habe mir lange überlegt, ob ich diese Übung in ein Buch zur Selbstanleitung schreiben kann. Ich könnte ohne dieses Pulsieren gar nicht mehr leben. Es gibt mir ein wunderbares, kreatürliches Gefühl von Lebendigsein. Es hält mich aufrecht, wenn rundherum alles schiefläuft. Es vertreibt trübe Gedanken. Es intensiviert alle meine Gefühle. Es erleichtert die Konzentrationsfähigkeit. Und ich bin überzeugt: Es pulsiert durch das Rückenmark und verbessert seinen Fluss – und meine Gesundheit. Und es entspricht dem Thema dieses Buches: Es intensiviert die Ausstrahlung. Sie sitzen aufrecht auf den Sitzbeinhöckern. Füße hüftschmal und V-förmig, auf dem Großzehengrundgelenk und dem Mittelpunkt der Ferse schwebend. Die Diagonalatmung ist der schnellste Weg zur entspannten Aufspannung: An einem Sitzbeinhöcker einatmen, zur diagonal entgegengesetzten Oberarmkugel hin ausatmen.

Wecken Sie mit den Händen den Nackenstern und den Kronenpunkt, wie beschrieben: Eine Hand harkt von der Stirn aus zum Hinterkopf, die andere vom Nacken her nach oben. In Rückenlage rechen Sie seitlich von den Ohren in Richtung Kronenpunkt.

Scham- und Steißbein aufrichten, den Kronenpunkt zur Decke dehnen.

SUPERPULS

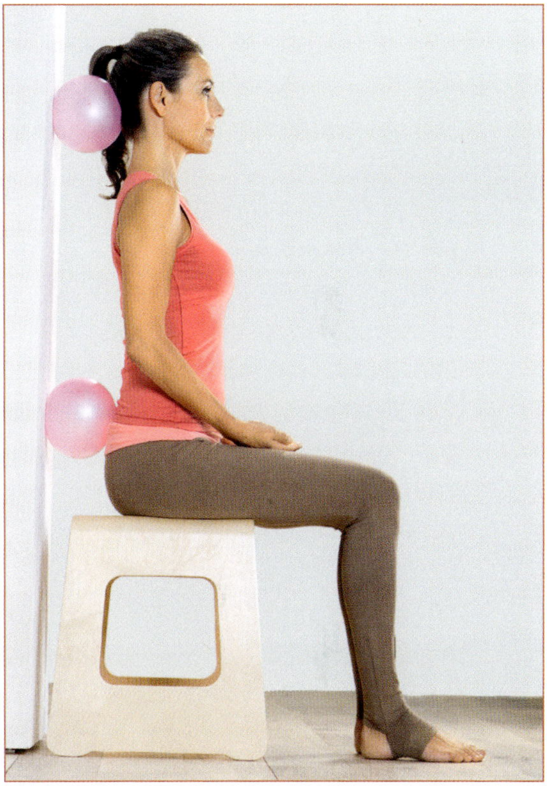

Energetische Schaltzentralen am Kreuzbein und am Nackenstern: Pulsieren Sie gleichzeitig mit dem Organheber am Kreuzbein und mit dem Nackenstern am Hinterkopf. Es verändert sofort die Gehirnströme, intensiviert die Durchblutung und macht gute Laune.

Tipp: Ballons wirken wie Verstärker. Setzen Sie sich nahe an die Wand, legen Sie einen grapefruitgroß aufgeblasenen Ballon zwischen Kreuzbein und Wand, einen zweiten zwischen Nackenstern und Wand. Und pulsieren Sie. Im Liegen können Sie einen klitzekleinen Ballon unter den Nackenstern legen. Achtung: Nicht unter den Nacken legen, der muss frei liegen!

Stellen Sie sich vor, wie der Levator ani, in meiner Vivatomie® heißt er Organheber, Ihr Becken ausfüllt. Stellen Sie sich vor, wie die Muskulatur von den Sitzbeinhöckern bis zu Ihrem Kreuzbein führt. Stellen Sie sich vor, Sie können ebendiesen Organheber spüren, ich verspreche Ihnen, er folgt Ihrer Vorstellung bereitwilligst, er wartet nur darauf, für Sie arbeiten zu dürfen.

Nun pulsieren Sie so zart wie nur irgend möglich mit den Sitzbeinhöckern und spüren den Muskelfasern nach … Tief unter den Gesäßmuskeln ziehen sie zum Steißbein und weiter zum Kreuzbein. Sobald Sie eine noch so zarte Empfindung am Kreuzbein spüren, vergessen Sie die Sitzbeinhöcker und pulsieren Sie mit den Muskeln direkt am Kreuzbein.

Mein Tipp

Will es im Sitzen nicht klappen, können Sie in Rückenlage auf einem Polster oder der Bettmatratze arbeiten. Unterlegen Sie das Kreuzbein der Länge nach mit etwas Besenstielartigem. Ich verwende Klangstäbe aus Mahagoni. Der Stab wird der Länge nach unter das Kreuzbein und die Gesäßfalte gelegt. Rücken entspannen, die Pobacken links und rechts neben dem Klangstab. Falls es schmerzt: Entspannen! Lassen Sie die Gesäßmuskeln und die »falschen« Beckenbodenmuskeln los, dann spüren Sie den Stab kaum noch.

Zug–Gegenzug im Gesicht aufbauen: Lippen von den Zähnen ziehen, Ohren und Zungenbein nach hinten oben. Pulsieren Sie mit dem Zungenbein nach hinten ans Gaumendach, bis Sie den Nackenstern antworten »hören«. Nicht denken, machen. Sie werden staunen, wie schnell und reibungslos das funktioniert, aus dem einfachen Grund: Muskeln wollen gebraucht werden.

Funktioniert? Ich wusste es. Trotzdem: herzliche Gratulation! Pulsieren Sie nun im Takt mit dem Organheber am Kreuzbein und mit dem Nackenstern am Hinterkopf. Wie oft? Sooft Sie wollen, können, daran denken. Vor dem Einschlafen, nach dem Aufwachen, beim Autofahren, bei der Arbeit am Computer, im Schulraum oder in der Arztpraxis, an der Uni, in der Bahn und im Flugzeug … Und ganz nebenbei formt dieser Organheber den Popo schön.

Schritt 5: Muskeln des Nackensterns und Kronenpunkt wecken

Diesen Schritt kennen Sie bereits. Rechen Sie mit einer Hand beherzt vom Nacken zum Scheitelpunkt, mit der anderen von der Stirn zum Scheitelpunkt – bis der Kronenpunkt heizt und kribbelt und kitzelt. Stimulieren Sie die Stelle, an der Ihr Scheitelpunkt zum Hinterkopf abfällt, auf alle Arten, die Ihnen einfallen: Haare zupfen, Fingerklopfen, ausstreichen, kribbeln, krabbeln – was immer Ihr Kronenpunkt mag.

Denken Sie an den Kronenpunkt, wenn Sie Ihre Haare waschen. Diese werden genauso sauber, wenn Sie gleichzeitig den Nackenstern muskelgerecht von unten nach oben und den Kronenpunkt massieren. Ich ertappe mich oft beim Kribbeln des Kronenpunkts, wenn ich am Computer sitze und nachdenke – es denkt sich einfach besser mit »lebendiger« Kopfhaut. Werde ich beim Autofahren auf langen Strecken müde, pulsiere ich natürlich mit dem Levator ani, indes ermüdet selbst der stärkste Beckenboden hin und wieder. Klopfen auf den Kronenpunkt macht mich sofort hellwach und putzmunter. Probieren Sie es aus, setzen Sie Ihre persönlichen Anker in Ihrem Alltag. Alles, was wirkt, wird Ihr Körper in seinem Gedächtnis speichern und zum Automatismus machen.

KRONENPUNKT WECKEN

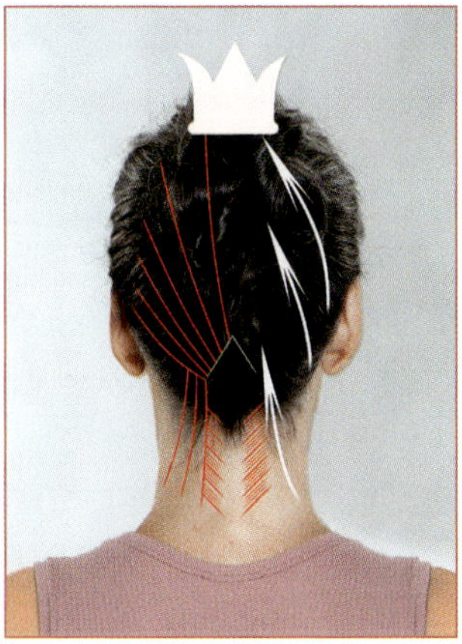

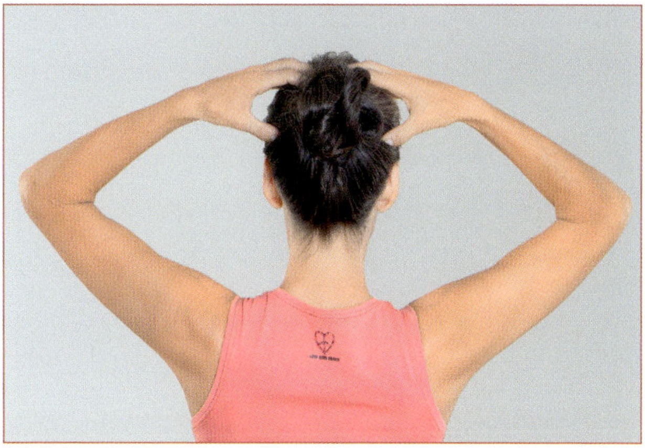

Mit den Fingern die Kopfhaltemuskeln Richtung Kronenpunkt harken. Hier, auf dem Haarboden, können die Impulse stärker sein als im Gesicht. Die Schultern bleiben entspannt, ziehen Sie die Schlüsselbeine hoch und die Schulterblätter tief.

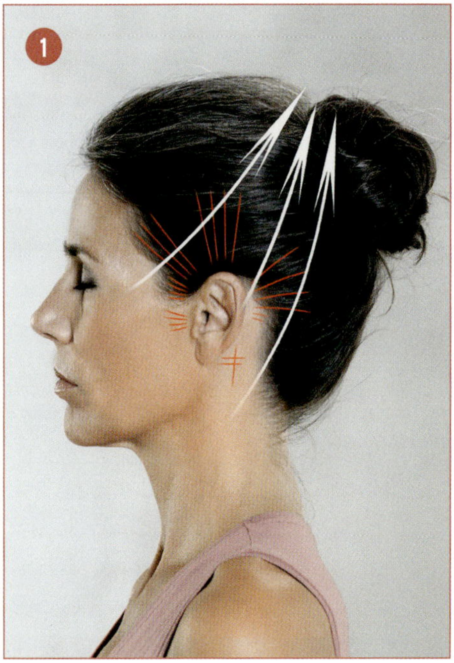

OHRPUNKTE

Abb. 1: Die Rahmenpunkte wecken – vom Haaransatz nach hinten oben streichen, rechen, harken. Um die Ohren versammeln sich viele wichtige Muskelkreuzpunkte.

NACKENSTERN

Abb. 2: Es geht immer nur aufwärts – streicheln Sie die Muskeln nach oben.

BRAUENHEBER

Abb. 3: Die Muskeln an der Stirn sind eng vernetzt mit den Muskeln um die Augen. Die Muskeln der Stirn ziehen nach hinten oben. Die Haut darüber bleibt glatt.

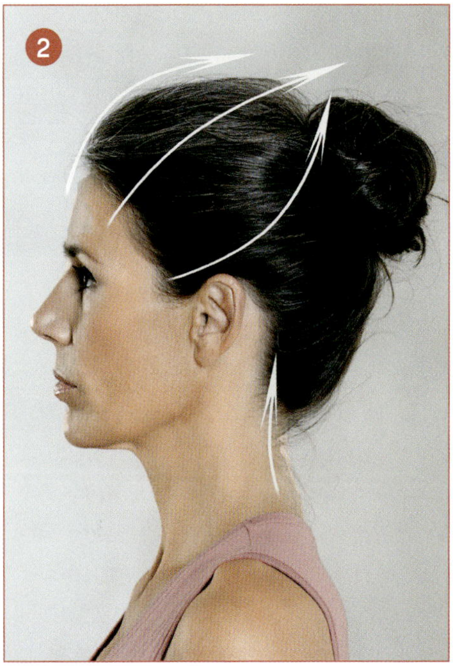

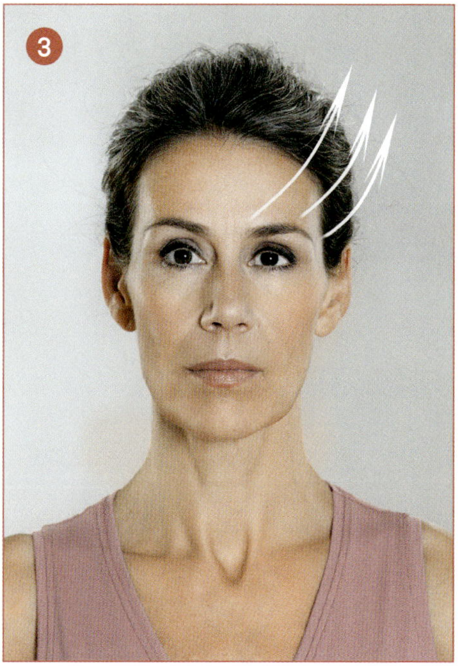

Schritt 6: Rahmenpunkte an Ohren, Schläfen und Stirn in Aufspannung bringen

»Halten Sie die Ohren steif«: Vielleicht weiß da der Volksmund wieder mehr, jedenfalls sind die Ohren ein großartiges Indiz für Ihre Fortschritte in Faceforming. In der »vivatomischen Geografie« bilden sie tatsächlich den Übergang zwischen der Mimik- und der Schädelmuskulatur. Im Mundinneren sind die Ohren direkt mit jenen Muskeln verbunden, die das Kiefergelenk befestigen, stützen, schützen. Wenn ich Sie dazu bringen möchte, mit den Ohren zu wackeln, so geht es nicht um das Wackeln an sich, sondern eben um diese Vernetzung. Das Pulsieren mit den Zungenenden am Gaumen aktiviert diese Querverbindungen im Mund, und die Ohren straffen sich fast von selbst nach Art des Mr. Spock. Der therapeutische Effekt dieser Verbindung Zunge–Ohr: Unter- und Oberkiefer haben Halt. So verschwindet Zähneknirschen wie durch Zauberei. Verkrampfungen der Kiefergelenke lösen sich, Arthrose der Kiefergelenke kann ausheilen.

In Schritt 6 aktivieren Sie insgesamt die Verbindungsmuskeln zwischen den Muskeln des Hinterkopfs und der Mimik im Gesicht. Diese Vernetzung ist die Grundlage des Erfolgs meiner Methode. Stark vereinfacht: Dem Haaransatz entlang finden sich die Muskelkreuzungen zwischen mimischer und Kopfmuskulatur. Hinter den Ohren, vor den Ohren, an den Schläfen, an der Stirn. Auf diese Punkte legen Sie die Fingerspitzen und pulsieren nach hinten oben.

Die Finger bleiben immer am gleichen Punkt liegen und tun so, als schöben sie die Muskeln, die unter der Haut liegen, leicht nach hinten oben. Nur das. Es wird immer nur der Impuls von unten nach oben gegeben, nie zurück. Nicht massieren, keine Kreise zeichnen, sondern zart und klar und eindeutig die Richtung vorgeben, in die Ihre Muskeln sich von jetzt an ausrichten, eben nach hinten oben statt nach vorne unten.

Wenn Sie längst verstanden haben, was und wie es gemeint ist, bitte ich Sie um Nachsicht, Sie haben natürlich recht, es ist ganz einfach. Die Erfahrung zeigt, was bei schriftlicher Erläuterung alles missverstanden und missinterpretiert werden kann, daher ringe ich um Beschreibungen. Vor allem das Einfache wird leicht missverstanden, unsere Kultur misstraut dem Einfachen grundsätzlich. Wir wurden mit der Grundregel erzogen: Nur, was schwierig und aufwendig ist, kompliziert und anstrengend, nur das kann nützen. Weg mit diesen hinderlichen Überzeugungen, Sie können sich und

Ihrer Wahrnehmung vertrauen: Finger auflegen und zart, zart, zart nach hinten oben pulsieren. Und die Muskelkreuzpunkte, die es zu stimulieren gilt, die können Sie auch nicht verpassen, es sind am Haarrand so viele. Da jedes, absolut jedes Gesicht einmalig ist und verschieden von allen anderen, kann ich Ihnen keine Muskelsuchschablone liefern. Einfach Finger drauf und pulsieren. Liegt ein Finger mal ein oder auch fünf Millimeter neben dem Zentrum der Muskelkreuzung, so reagieren die Muskeln trotzdem. Und sobald sie sich regen, die Muskeln, die braven, ziehen sie Ihre Finger an wie kleine Magnete.

GESICHTSRAHMEN

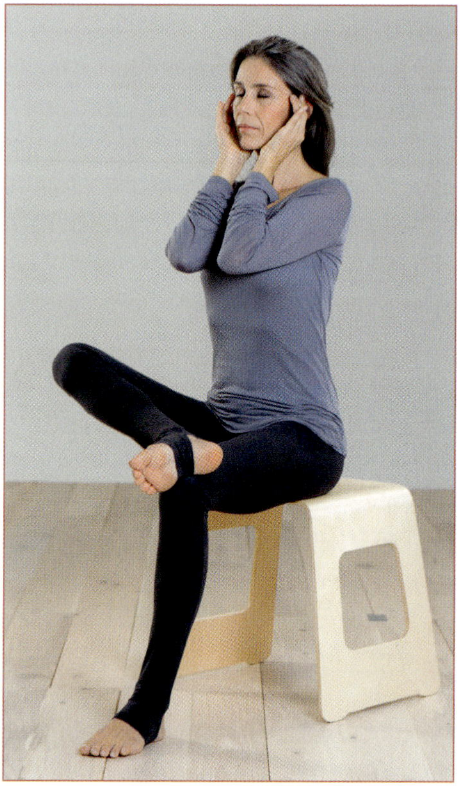

Die gute Haltung ist wichtig, wenn Sie die Rahmenpunkte aktivieren. Je schöner die Aufrichtung und Aufspannung von Sohle bis Scheitel, umso schneller und intensiver reagieren die Kopfmuskeln.

Exkurs: Ein Muskelrahmen fürs Gesicht

Legen Sie die Zeigefinger in die Mulden direkt hinter den Ohrläppchen und die Mittelfinger vor die Ohrläppchen. Die Fingerspitzen in Richtung Hinterkopf – Kronenpunkt oder Nackenstern – tippen. Tut sich nichts, versetzen Sie die Fingerspitzen ein ganz klein wenig. Der Zeigefinger rutscht hinter dem Ohr ein paar Millimeter höher, der Mittelfinger liegt vor dem Ohr, dann nach hinten oben tippen. Hinter und vor dem Ohr etwas höher rutschen zu den nächsten Punkten, nach hinten oben pulsieren. Die Finger über die Ohren setzen.

Zwischendurch immer mal wieder einen Augenblick bewusst wahrnehmen, was Sie fühlen, wie es sich anfühlt. Können Sie schon mit den Ohren wackeln, so tun Sie es. Nach hinten oben. Die Muskelaktivität, die Ihre Ohren in Bewegung setzt, lässt Sie die »Überohrpunkte« leicht auffinden. Finger drauf und pulsieren. Fingerkuppen direkt an den Haaransatz setzen, Zeigefinger über dem Ohr, Mittel- und Ringfinger seitlich auf Augenhöhe. Pulsieren. Höher wandern, zu den Schläfen, Ring-, Mittel- und Zeigefinger auflegen, pulsieren. Weiter zum Haaransatz der Stirn, bis sich die Finger in der Mitte treffen. Der Haaransatz ist nachsichtiger als die Haut, hier macht es nichts, wenn die Anhebeimpulse ein bisschen fester sind.

Sobald sich die Haut an der Stirn, an der Schläfe, vor den Ohren verzieht, sind Sie indes eindeutig zu grob. Sie erinnern sich: Sie arbeiten auf der Haut, wollen durch die Haut mit den darunter liegenden Muskeln kommunizieren. Es bringt nichts, wenn Sie die Haut verziehen oder herumschieben oder eindrücken, im Gegenteil: Je zarter Sie arbeiten, umso klarer ist die Nachricht an die Muskulatur und umso schneller erreichen Sie die Resultate, die Sie sich wünschen. Ja, ich weiß, schwer zu glauben, dass so wenig so viel Erfolg bringt. Es ist wie in der Homöopathie: Die Information macht's. Je reiner die Information, umso subtiler die Wirkung.

OHRPUNKTE FINDEN

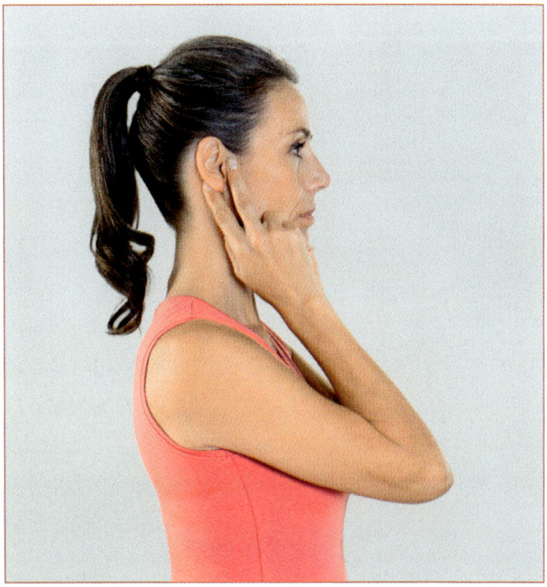

Zeigefinger hinter dem Ohrläppchen, Mittelfinger vor der Ohrmuschel. Mit den Fingern nach hinten oben pulsieren, ohne die Haut zu verschieben.

Mein Tipp
Lippen leicht offen halten, Zungenenden hinten an den Gaumen legen und mit den Ohren »spocken« intensivieren selbstverständlich auch die Arbeit an den Rahmenpunkten. Davon kann Ihr Gesicht gar nicht genug kriegen.

Nun möchten Sie wissen, wie oft Sie denn pulsieren »müssen«. Anfangs mindestens so lange, bis sich unter Ihren Fingerspitzen die Muskelkreuzpunkte regen. Sobald die Muskeln reagieren, empfehle ich mindestens 30, 40 Impulse. 100 Pulse schaden nichts, vorausgesetzt, sie sind sanft. 100-mal Reißen schadet der Haut. Mit der Zeit und mit dem Training brauchen die Punkte nur noch angetippt zu werden und setzen sich selbst in Bewegung nach hinten oben. Ja, es ist schon eine Bewegung, ich persönlich sehe, wie die Muskeln bei ihren selbsttätigen Straffzügen die Haut hochziehen. Nach jahrelangem Training sieht es aus, als machten die Muskeln Zentimeterwanderungen – nach hinten oben.

Gestalten Sie das Training auch hinsichtlich Ihres Temperaments und Ihrer Zeit. Es ist Ihren Muskeln völlig egal, ob sie dreimal am Tag kurz angetippt werden oder einmal lang. Hauptsache, regelmäßig. Heute zwei Stunden trainieren und dann wieder zwei Wochen vergessen: Das bringt nichts.

Gehören Sie zu den Menschen, die bei jeder Gelegenheit im Alltag die Stirn hochziehen oder in Falten legen?

TURBANGRIFF

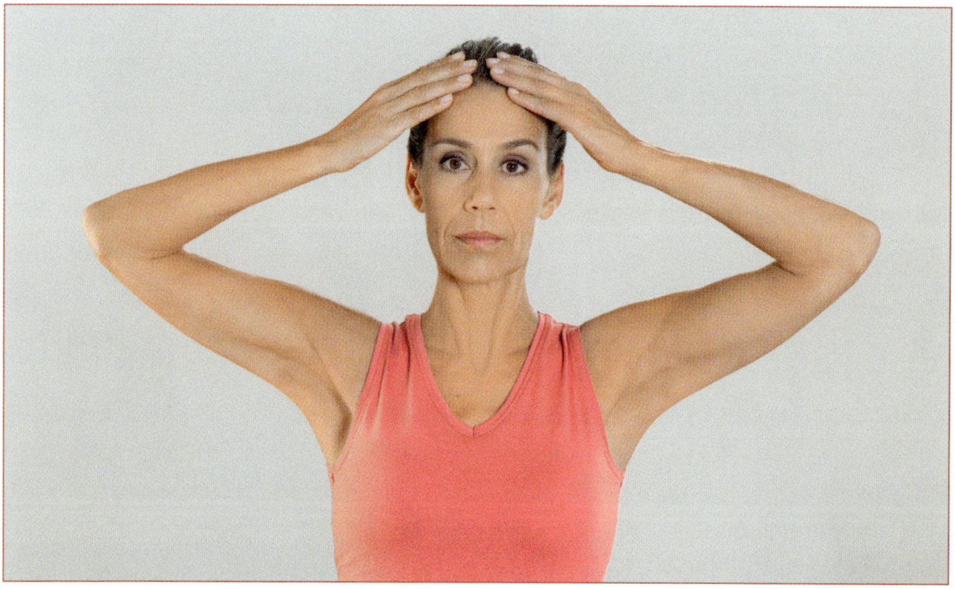

Hände seitlich über die Stirn legen und gleichmäßig sanft nach hinten oben pulsieren. Arbeiten Sie vor einem Spiegel, beobachten Sie genau, was Sie machen. Es dürfen sich während der Übung keine Falten bilden.

Machen Sie den Turbangriff zu Ihrem »Botox für zwischendurch«. Er ist, sanft gemacht, die Summe der Rahmenpunkte.

Arme entspannt zum Himmel dehnen. Die Knochen lang machen und die Muskeln zum Torso heimfließen lassen. Die Schlüsselbeine stehen hoch, die Schulterblätter tief. Ellbeugen zu den Seiten dehnen, die Muskeln der Oberarme aus den Achselhöhlen sanft ausdrehen. Die Kleinfingerseite der Hände ultrazart auf den Übergang von der Stirn zu den Haaren (oder der Glatze) legen und aus den Handgelenken einen straffenden Mikro-Impuls Richtung Kronenpunkt geben. Die Hände ungefähr fingerbreit Richtung Augenbrauen versetzen und sanft nach hinten oben pulsieren. Handrand noch einmal versetzen und seitlich nach hinten oben vernetzen mit behutsamen Pulsen. Betrachten Sie sich im Spiegel. So können Sie kontrollieren, dass Sie keine Falten in die Haut ziehen. Außerdem sagt Ihnen das Resultat im Spiegel, welche Handstellungen beim Turban für Sie die richtigen sind, ob Sie ihn tief an der Stirn oder hoch oben ansetzen »müssen«.

> Bei Kiefergelenkproblemen tut das Training auch gut. Zurzeit nutze ich meine regelmäßigen U-Bahn-Fahrten, um zu üben. Angetrieben vom Ziel, meinem »Bernhardinerblick«, sprich der Schwerkraft meiner Augenbrauen, nicht völlig freien Lauf zu lassen, lasse ich also ungehemmt meine Gesichtsmuskeln und natürlich die des Beckenbodens »spielen«.
>
> Birgit Baumann, Jahrgang 1956, Hannover

Schritt 7: Feinarbeit für Augen, Mund, Kinn und Nase

Sie haben die Grundlagen und Rahmenbedingungen für die Ent-Faltung geschafft. Endlich, endlich können Sie auf die Fältchen los, die Sie stören. Die schnellen, nachhaltigen Erfolge werden der schönste Dank sein für Ihre Geduld, das ganze Buch zu lesen und durchzuarbeiten.

In den folgenden Kapiteln geht es um die Feinarbeit für die Augen, den Mund, das Kinn und die Nase.

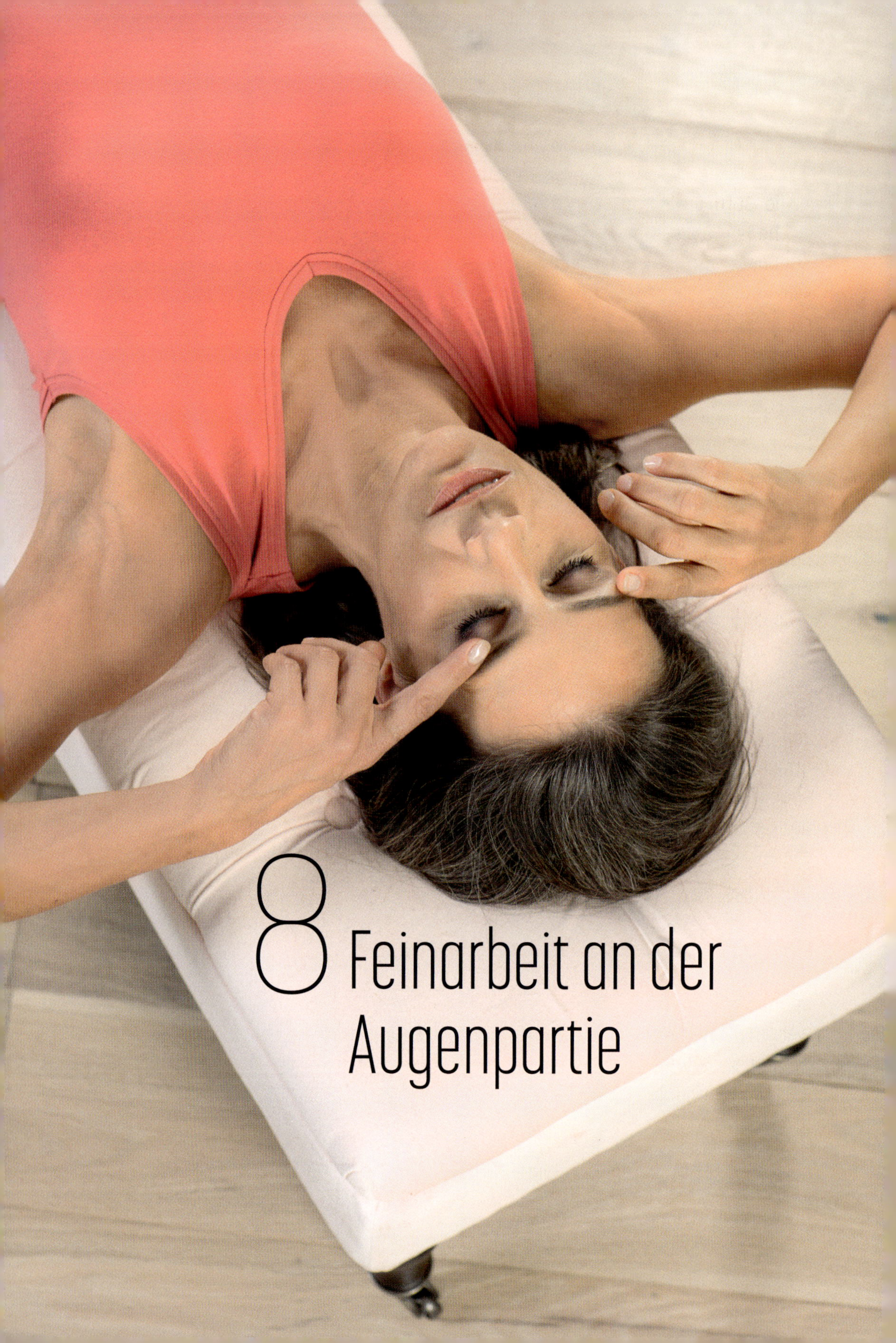

8 Feinarbeit an der Augenpartie

Die Stirn entfalten. Die Brauen anheben. Die Augenlider liften, oben und unten. Die Augenschließmuskeln kräftigen. Die Augäpfel vitalisieren. »Müde Augen« wegzaubern. Und wer weiß: vielleicht besser sehen. Auf jeden Fall länger gut sehen.

Die Grundposition im Sitzen kennen Sie inzwischen auswendig: vorne am Stuhlrand, Füße hüftschmal und leicht in V-Stellung, Knie über den Fersen.

Haben Sie die Tendenz zu X-Beinen oder O-Beinen, ist es hilfreich, einen grapefruitgroß aufgeblasenen Ballon zwischen den Knien zu balancieren. Auf den Sitzbeinhöckern ausrichten, den Torso aufspannen: Scham- und Steißbein aufrichten, den Kronenpunkt zum Himmel dehnen. Die Diagonalatmung hilft beim entspannten Aufspannen: Am Sitzbeinhöcker ein- und an der gegenseitigen Schulter ausatmen. Bauchnabel zum Brustbein denken, das gibt der Aufspannung Stabilität. Sie werden mit den Fingern arbeiten, die Arme also anheben müssen. Versuchen Sie, mit möglichst entspannten Muskeln zu arbeiten, dann werden Sie nicht müde. Fällt es Ihnen schwer, die Arme zu heben, ohne gleich die Schultern mit hochzuziehen und alles anzuspannen, was sich anspannen lässt, so empfehle ich Ihnen, das Haltungsprogramm in Kapitel 11 öfter zu absolvieren.

Sie können alle Übungen für die Augenpartie auch in Rückenlage durchführen. Ideal als Unterlage sind Gymnastik- oder Yogamatten. Eine gefaltete Decke geht auch.

Rückenlage, den kiwikleinen Luftballon unter den Kopf betten. Füße

PERFEKT SITZEN

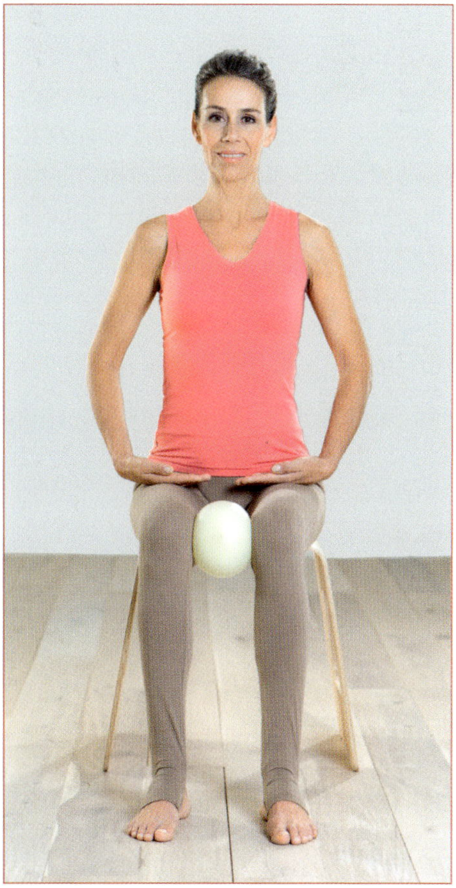

Sitzen Sie sich schön: Exakt auf den Sitzbeinhöckern ausgerichtet, mit aufgespannter Wirbelsäule und optimal ausgerichteter Beinachse.

hüftschmal auseinander, in V-Stellung, auf den zwei Punkten Großzehengrundgelenk und Mittelpunkt der Ferse schwebend. Die Knie sind ebenfalls hüftschmal entfernt. Die Kniekehlen Richtung Decke dehnen, die Leisten vollkommen entspannen und einsinken lassen. Die Muskeln der Oberschenkel in Richtung Leisten entspannen.

Für die Grundaufspannung: das rechte Schulterblatt und das linke Becken auf die Unterlage entspannen. Das linke Schulterblatt und das rechte Becken. Je 3-mal. Alle Rumpfmuskeln gleichmäßig dehnen, sodass sich der Abstand zwischen Becken und Brustkorb vergrößert.

Die Rückenmuskeln liegen auf der Unterlage auf, indes nicht alle Wirbel: Am Übergang von der Lendenwirbel- zur Brustwirbelsäule schweben drei Wirbel knapp über dem Boden, schwerelos und leicht. Das ist anatomisch vollkommen in Ordnung. Bitte widerstehen Sie dem Impuls, den Rücken in den Boden zu drücken, das arbeitet gegen die Gesundheit der Wirbelsäule, der Kreuzbeingelenke, der Hüftgelenke und der Schultern. Auch wenn Sie die Anweisung »Rücken in den Boden drücken« anderswo tausendmal gehört und befolgt haben, es wird davon nicht besser für Ihr Rückgrat, im Gegenteil. Und so viel wissen Sie nun schon von mir: Ich misstraue allem, was von der Wiederholung und der Gewohnheit lebt, und hinterfrage bei jeder klitzekleinen Bewegung und Haltungsänderung die Logik der Vivatomie: Liegt – oder steht oder sitzt – Ihre Wirbelsäule wahrhaft aufrecht, so aufrecht, dass Ihr Rückenmark nirgends abgeklemmt oder gebeugt wird, so bildet die knöcherne Wirbelsäule dennoch eine kleine Schwingung. Die Ursache für diese Schwingung liegt in den sogenannten Dornfortsätzen, das sind kleine Knochenpuffer, die hinten an den Wirbeln herausstehen, ähnlich wie beim Dinosaurierrücken auf einer Kinderzeichnung, und wenn diese Wirbel gerade gerückt werden, so geht das auf Kosten der Bandscheiben und des Rückenmarks. Interessieren Sie sich intensiv für die Wirbelsäule und ihre Beschaffenheit: Tigerfeeling: *Das Rückenprogramm für sie und ihn*, Südwest Verlag.

Könnte am Übergang von den Lenden- zu den Brustwirbeln, also ziemlich genau auf Taillenhöhe, ein kleiner Schmetterling schlafen, so liegen Sie richtig. Legen Sie die Hände in die Leisten. Sind diese vollkommen entspannt, ist auch das ein Hinweis, dass Becken und Wirbelsäule in der idealen Position sind.

Geben Sie den kiwikleinen Luftballon unter den Kopf, wirklich unter den Schädel, nicht unter den Nacken. Entspannen Sie den Kopf. Gute Ballonqualität vorausgesetzt, kann nichts passieren. Arme seitlich anwinkeln, Hände locker auf die Rippen legen. Die Oberarmknochen Richtung Ellbeugen ziehen. Die Ellbogen lang fließen lassen, als flösse warmer Honig durch die Knochen. Sie erinnern sich, so holten Sie im Sitzen die Oberarmkugeln aus dem Schulterdach, genauso funktioniert's auch im Liegen. Kann der Oberarm nicht mehr länger werden, entspannen Sie die Oberarmmuskeln zurück Richtung Achselhöhle und drehen Sie die Muskeln aus. Fließen dabei die Oberarmkugeln butterweich auf die Unterlage, begleitet von einer angenehmen Dehnung im vorderen Brustkorb, so können Sie sicher sein, dass die Grundhaltung stimmt.

Passiert wenig bis nichts, bleiben die Schultern steif und starr in der Luft stehen, so hilft das Ausstreichen der Knochen und das Dehnen der Zwischenrippenmuskeln, wie Sie es im Schneidersitz bereits kennengelernt haben:

PERFEKT LIEGEN

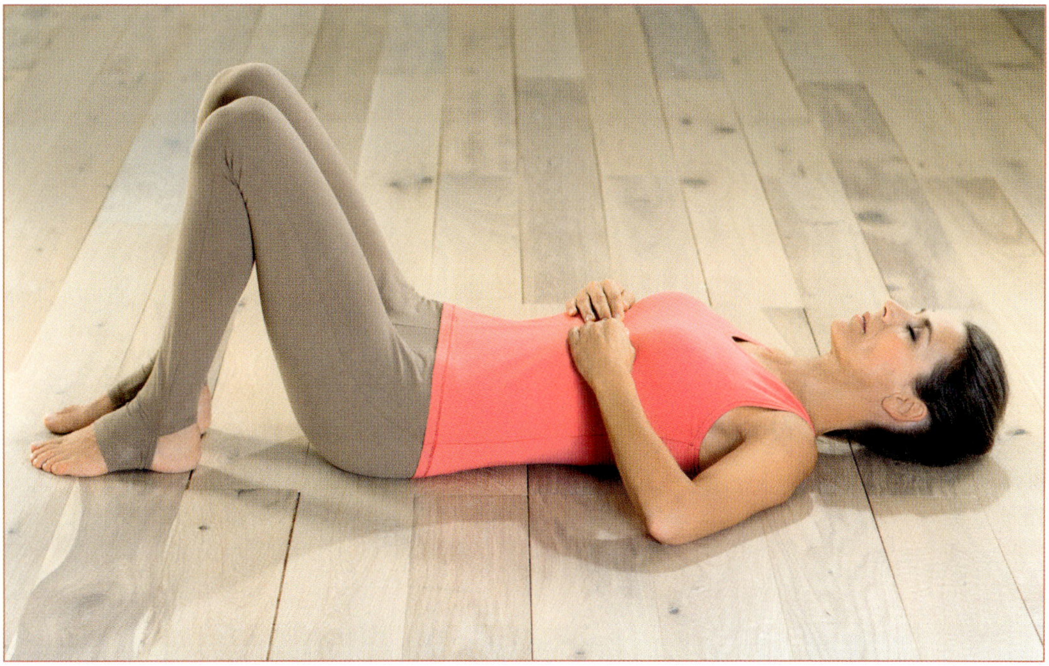

Die Wirbelsäule schwebt über dem Boden. Das Becken ist aufgerichtet, die Rippen sind entspannt. Hinter dem Bauchnabel liegen je nach Körpergröße 5 bis 10 Zentimeter der Wirbelsäule nicht auf.

HALS MACHT MIT

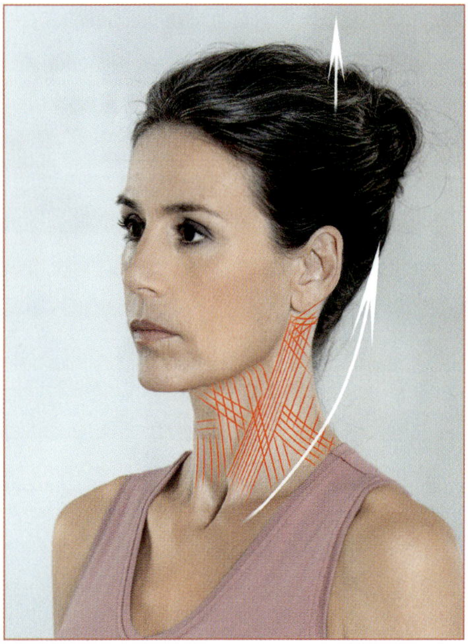

Wenn der Hals vorne, seitlich, hinten gleich lang aussieht, wenn die Schlüsselbeine hoch stehen und die Schulterblätter tief am Rücken liegen, dann steht der Kopf perfekt und schwerelos. Die Silhouette ist definiert und straff.

1. Mit dem Mittelfinger der rechten Hand den Ansatz des linken Schlüsselbeins halten. Die linke Hand streicht das Schlüsselbein zart aus. Der Ellbogen zeichnet einen großen Bogen. Seite wechseln.
2. Das Brustbein von der Mitte aus nach oben und unten lang streicheln, ganz ultrazart.
3. Handseiten zwischen die Rippen legen und gleichzeitig nach oben und unten auseinanderdehnen.

Entspannen, Lippen leicht geöffnet halten. Zungenenden an den Gaumen legen. Kinn im 90-Grad-Winkel zum Hals. Augen zu. Und los geht's mit den Augenübungen ...

Goldfäden spannen

Die folgende Übung strafft die Augenpartie. Erfrischt müde Augen. Zieht im Schädel ein muskuläres Zwischenstockwerk ein. Stellen Sie sich vor, an den inneren Augenwinkeln seien Goldfäden festgemacht. Verknoten Sie diese Goldfäden über der Nasenwurzel. An den äußeren Augenwinkeln sind ebenfalls Goldfäden festgemacht. Verknoten Sie diese beiden imaginären Goldfäden am Hinterkopf.

Ziehen Sie nun – immer in der Vorstellung, die Muskeln folgen Ihnen wie junge Hündchen – die Goldfäden vom Brauenansatz über der Nase schräg hoch Richtung Kronenpunkt. Ein bisschen höher an der Braue noch einen Goldfaden befestigen und zum Kronenpunkt führen. Das spannt den Brauenhebermuskel auf und wirkt Wunder gegen die Steilfalte über der Nase. Diese Goldfadengrundspannung bitte halten.

Bei der nächsten Übung müssen Sie herausfinden, was für Sie funktioniert. Ich atme von einem Punkt zum anderen, vielleicht spannen Sie lieber noch ein paar Goldfäden – einfach ausprobieren. Sie wissen ja nun, Sie können dem Feedback Ihres klugen Körpers vertrauen.

AUGENMASKE

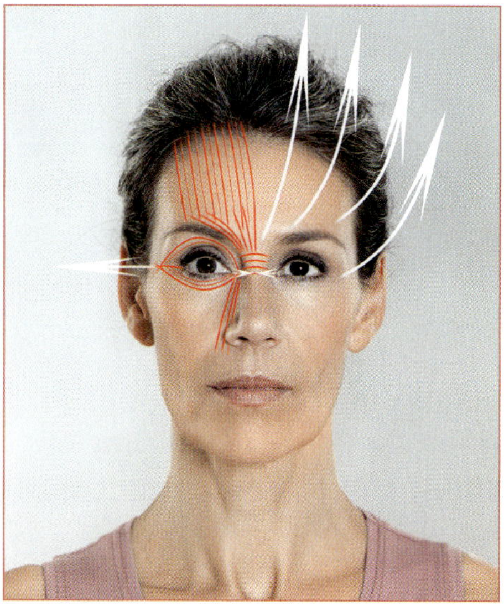

Die inneren Augenwinkel verbinden sich über der Nasenwurzel. Die äußeren Augenwinkel ziehen zu den Seiten und Richtung Hinterkopf. Von den Brauen über die Stirn spannen sich Goldfäden und heben die Muskeln unter der Haut an. Die Haut bleibt glatt.

Straffere Augenlider

Schon nach 14 Tagen Intensivtraining hat sich das rechte Augenlid deutlich gestrafft. Der Schweredruck auf den Wimpern ist weg.

Werner T., Jahrgang 1951

Reise durch den Kopf: Augenmuskeln aktivieren

Die Wahrnehmung zum linken Auge und zum inneren Augenwinkel lenken. Einatmen. Den Atem durch den Kopf zum Hinterkopf ziehen. Am Atlas links außen ausatmen.

Zum äußeren Augenwinkel. Einatmen. Durch den Kopf. Mitte Atlas ausatmen.

Am rechten Auge wiederholen: Vom inneren Winkel zum Atlas rechts außen atmen. Vom äußeren Winkel zur Atlasmitte.

AUGENSPANNUNG

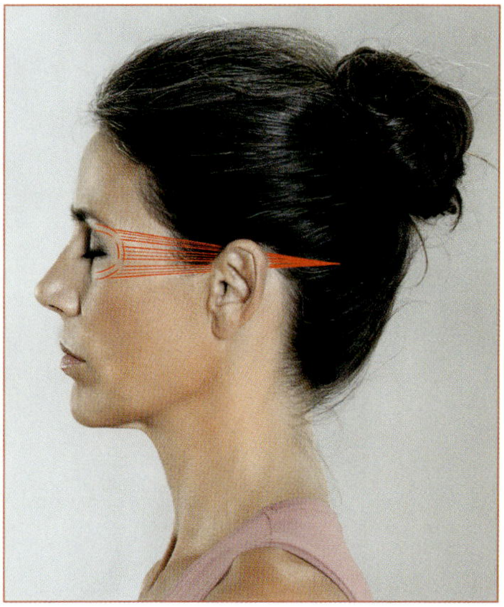

So können Sie sich die Muskelstränge vorstellen, die im Kopfinneren die Augäpfel mit dem Hinterkopf verbinden. Diese Übung hilft auch gegen Ermüdung der Augen, und einige Faceformer*innen berichten, ihre Sehkraft verbessere sich durch das Training.

Oder eben, wie gesagt, Goldfäden spannen vom inneren Augenwinkel links zum Atlas außen links. Vom äußeren Augenwinkel links zur Atlasmitte. Beim rechten Auge wiederholen. Anfangs ist es einfacher, wenn Sie die Punkte bezeichnen. Ganz zart einen Finger zuerst an den Augenwinkel legen, einatmen, mit dem Finger zum Atlas wechseln.

Nun wird gesteigert. Zwei Finger gleichzeitig auf den inneren und den äußeren Winkel desselben Auges legen, an den beiden Punkten einatmen, Finger an den gleichseitigen Atlas, ausatmen. Linkes Auge, rechtes Auge, linkes Auge, rechtes Auge. Das ergibt mit der Zeit fast automatisch eine »Augenwippe«. Es fühlt sich an, als komme das eine Auge aus der Höhle heraus, während das andere immer tiefer in den Kopf hineingeht. Bildlich gesprochen natürlich, die Augen bleiben selbstverständlich in ihren Höhlen ...

Mein Tipp

Fällt es Ihnen schwer, die Augenmuskeln bewusst zu spüren und zu aktivieren, hilft es, wenn Sie eine Glasmurmel auf die geschlossenen Augenlider legen. Sie gibt es im Spielwarengeschäft und in vielen Baumärkten in der Deko-Abteilung.

Kleine Wimper Tarzan

Strafft und kräftigt den gesamten Augenringmuskel. Kräftigt nach dem Prinzip von Zug und Gegenzug die Augenmuskeln im Kopfinneren.

Grundaufspannung aus Goldfäden aufbauen – siehe vorige Seite. Die Augen schließen. Nun stellen Sie sich vor, die Wimpern des Oberlids zögen das Oberlid vom Auge weg, Richtung Zimmerdecke. Das klingt exotisch, doch gibt es in der Tat einen kleinen Muskel, der das Augenlid umrandet. Durch Training strafft dieser kleine Augenschließmuskel den ganzen Ringmuskel, der Ober- und Unterlid bildet. Sobald Sie den Wimpernziehdreh raushaben, können Sie sich vorstellen, dass vom inneren Augenwinkel eine Wimper um die andere das Oberlid ganz alleine vom Auge wegzieht, brave kleine Racker. Ebenso am Unterlid; lassen Sie die Wimpern für sich arbeiten. In Verbindung mit der Augenwippe verbessert der Wimperntanz auch die Sehkraft.

Steigerung: Mit den Wimpern die Augenlider weg und im gleichen Rhythmus die Ohren nach hinten oben ziehen. Noch mehr Steigerung: Wimpern nach vorn, Ohren nach hinten, Nasenspitze nach unten dehnen.

Tipp: Die Stirn beim Trainieren nicht hochziehen, denn das überdehnt den Augenringmuskel und verschlimmert die Fältchen. Falls Sie überhaupt nicht mehr spüren, wann und wie oft Sie die Stirn hochziehen: Pinseln Sie eine Gesichtsmaske auf, die hart wird. Geschlagenes Eiweiß funktioniert auch. Oder kleben Sie ein Stück elastische Binde oder ein Wundpflaster auf, um mal zu spüren, wie oft und wie unbewusst Ihr Stirnrunzeln abläuft. Die auftretenden Spannungen werden Sie überraschen.

TARZANWIMPERN

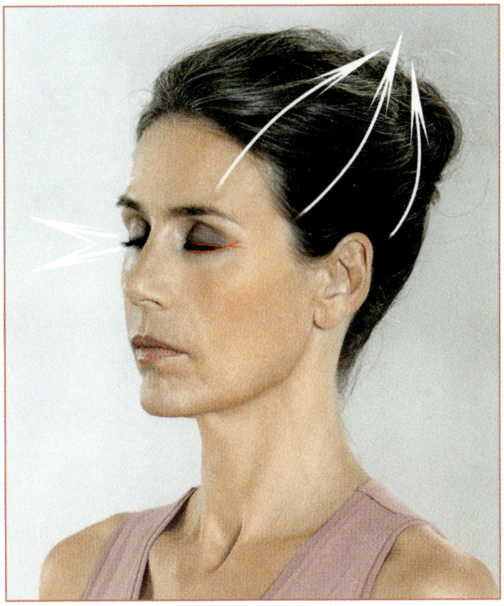

Die Muskeln der Schläfen, der Stirn und der Brauen ziehen nach oben, während die Wimpern der Oberlider und der Unterlider nach vorne, vom Auge weg dehnen. Das ergibt wiederum Zug und Gegenzug und strafft die Ober- und Unterlider und die eigentlichen Augenschließmuskeln.

9 Feinarbeit an Kinn, Mund, Wangen

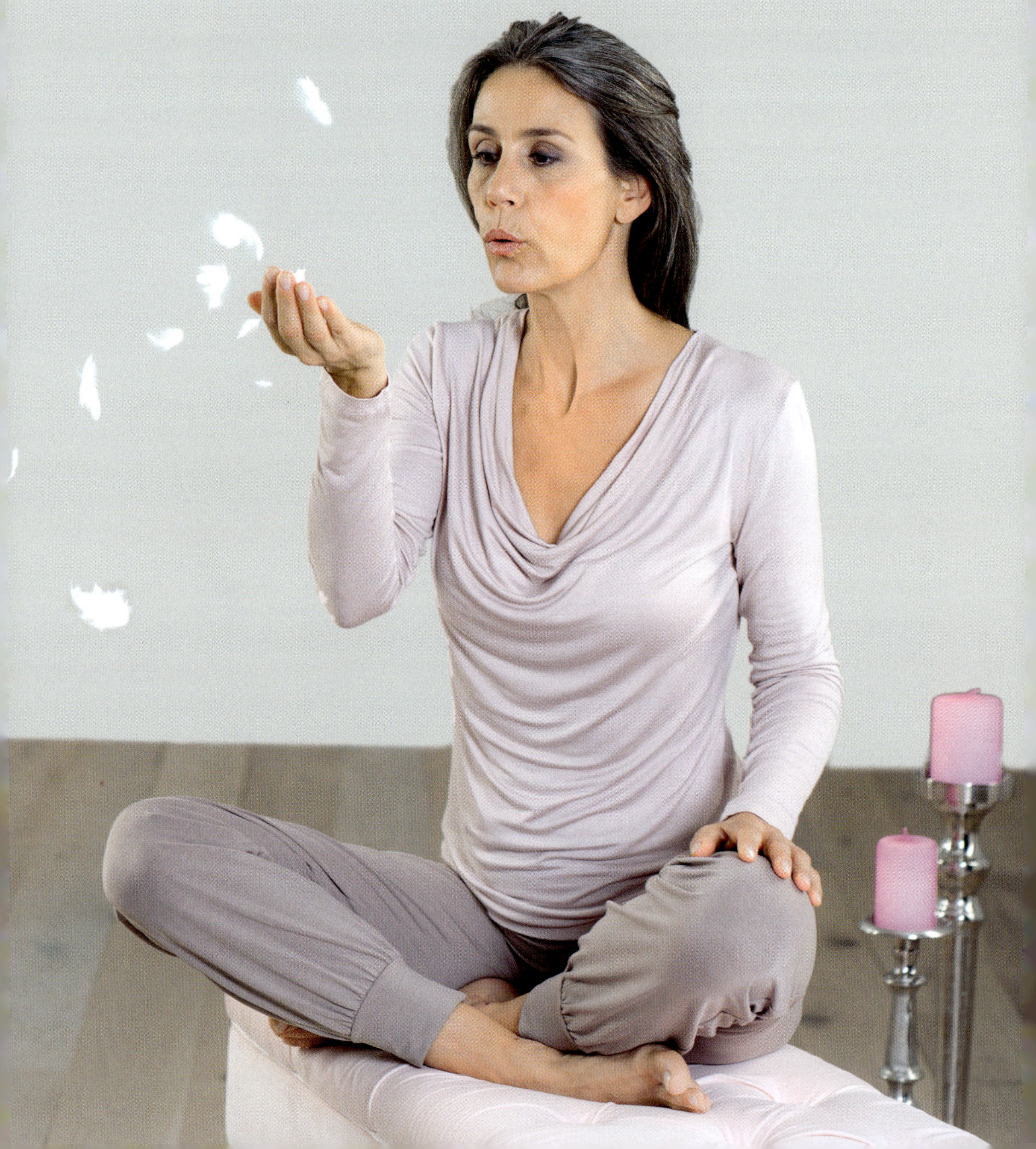

Den Hals straffen. Das Kinn formen. Die Kiefergelenke entlasten und entspannen. Die Lippen füllen. Die Oberlippe entfalten. Die Wangen straffen. Die Konturen des Gesichts verjüngen. Ganz einfach, durch Vernetzung von allem mit allem.

Die wichtigsten Übungen für die Grundaufspannung kennen Sie schon: Körper aufspannen, Kopf ausrichten und frei über dem Atlas schweben lassen. Lippen leicht geöffnet halten, die Lippen von den Zähnen »wegplustern« – ohne Fältchen zu bilden. Ohrspitzen nach hinten oben, Zungenende ebenfalls.

Bei eingefallenem Kinn schieben Sie mit der Zunge den Gaumen nach vorne, als wollten Sie die obere Zahnreihe verschieben, »vergrößern«. 10-mal. Ebenso den Mundboden mit der Zunge von hinten nach vorne ausstreichen, als wollten Sie die Zähne wegschieben. Diese Zungenübungen vermitteln Ihnen eine Wahrnehmung für Unter- und Oberkiefer.

Die eingebildete Zahnspange

Nun stellen Sie sich vor, Sie zögen am Oberkiefer am Rand der Zahnhälse innen an den Zähnen eine Spange ein. Versuchen Sie, die Spange zu vergrößern, weiter zu machen – genau so, wie es der Zahnarzt auch macht. Am Unterkiefer an der Innenseite der Zähne ebenfalls eine imaginäre Zahnspange einziehen und weiter machen.

Sie können die Zunge als Unterstützung einsetzen: Lassen Sie die Zunge (in der Vorstellung) aufschwellen, als wollten Sie ihr Volumen verdoppeln, und dehnen Sie so den Ober- und den Unterkiefer von innen aus.

Für die gezielte Straffung der Nasolabialfalten, zum Auffüllen der Lippen und der Oberlippen, zur Straffung der Kaumuskulatur (»Hamsterbäckchen«) habe ich Variationen kreiert. Die Idee dahinter ist nicht, dass Sie täglich alle

Mein Tipp

Die eingebildete Zahnspange hilft auch bei Skoliosen. Bei der S-Krümmung sind immer auch Atlas, Schädelbasisgelenk und Kiefer betroffen. Mir halfen diese intensiven Dehnübungen für Knochen und Muskeln im Mund auch dabei, die schief laufenden Zähne einigermaßen gerade zu stellen. Außerdem richtet sich der Kopf dabei ideal aus, die typische Schrägstellung des Kopfes auf die skoliotisch verkürzte Seite verliert sich somit.

Übungen machen, sondern dass Sie herausfinden, was für Sie funktioniert. Ganz einfach über den Spiegel: Zeigt das Spiegelbild den Effekt, den Sie wünschen, so ist es die richtige Übung für Sie.

In meiner Praxis begegnen mir bei meinen Klientinnen vor allem zwei grundlegend verschiedene Bedürfnisse: der Wunsch nach Straffung und Verschlankung der Wangenpartie oder der Wunsch zum Auffüllen eingefallener Wangen. Entsprechend bündle ich die Übungen für diese unterschiedlichen Ansprüche an CANTIENICA®-Faceforming.

Straffen und verschlanken

DOPPELZUG

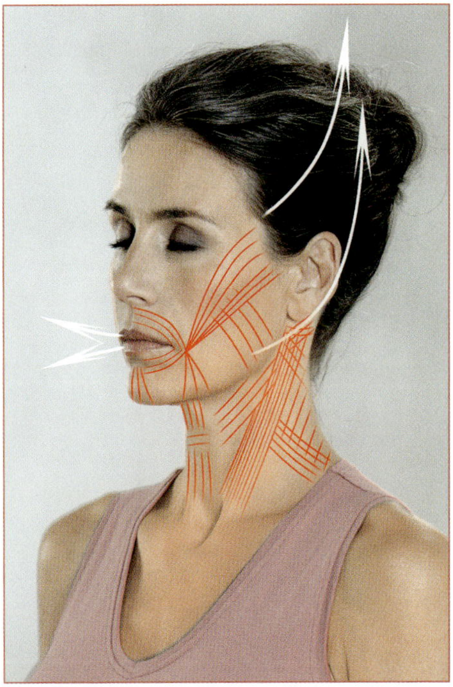

Feinarbeit an den schwimmenden Mimikmuskeln an Wangen, Kinn, Mund. Die Lippen dehnen sich von den Zähnen weg, alle Muskeln an Kinn, Mund, Wangen ziehen Richtung Ohren und zum Hinterkopf.

Im Sitzen oder Liegen: Grundaufspannung exakt aufbauen. Lippen leicht geöffnet halten, das Zungenende an den Gaumen heben, die Ohren nach hinten oben. Nun pulsieren Sie gleichzeitig mit den Lippen von den Zähnen weg und mit dem Zungenende und den Ohren in die Gegenrichtung, also zum Hinterkopf.

Legen Sie einen Mittelfinger zart auf die Spitze (Mitte) des Kinns, den anderen Mittelfinger an die Mitte der Stirn, exakt am Haaransatz. Nun versuchen Sie, mit den kleinen Kinnmuskeln – nicht mit dem Unterkiefer!!! – den Finger wegzuschieben, gleichzeitig pulsieren Sie an der Stirn leicht Richtung Kronenpunkt, dabei ziehen Sie die Nase lang.

Behalten Sie die Grundaufspannung bei und legen Sie die Außenseiten der Hände zart, weich, entspannt in V-Form auf die Unterkieferknochen. Die Handwurzeln der Kleinfinger liegen seitlich am Kinn, die Kleinfingerspitze liegt, je nach Größe Ihrer Hand, vor dem Ohr. Die Hand soll so leicht aufliegen, dass es Ihnen scheint, als würde sie zittern. Nun pulsieren Sie mit der Handseite 44-mal zart von unten nach oben. Versetzen Sie die Hände leicht: Die Wurzeln bleiben liegen, die Kleinfinger verschieben sich einen fingerbreit gesichtswärts. 44-mal pulsieren. Kleinfinger um eine Fingerbreite versetzen. Bei den meisten Gesichtern kann jetzt auch der Ringfinger mitarbeiten: einfach auflegen, wo er bequem zu liegen kommt, er trifft bestimmt auf eine Muskelkreuzung. 44-mal nach hinten oben pulsieren.

Die Kleinfingerseite um Fingerbreite versetzen, fächerartig, nun liegt er bei mir auf dem Jochbein, und vor den Ohren kann der Mittelfinger nachrücken und mitpulsieren, 44-mal die Handaußenseite und die Fingerspitzen nach hinten oben pulsieren. 44-mal ist einfach so eine Zahl. Wenn Ihnen nach 22 Pulsen die Arme abfallen: Pause einlegen, schütteln, entspannen, weitermachen.

Haben Sie Zeit und Lust für 66 oder 88 oder 111 Pulse: nur zu. Handwurzeln am Kinn etwas höher setzen, Mund schön von den Zähnen wegdehnen. Mit der Kleinfingerseite der Hand nach hinten oben pulsieren. Kleinfinger einen Fingerbreit nach oben versetzen, pulsieren. Fächerartig arbeiten, bis der Kleinfinger am unteren Rand der Augenhöhle (über dem Jochbein) zum Liegen kommt. Hier ist Schluss. Überlegen Sie nicht, was die übrigen Finger tun sollen: einfach liegen lassen, wo sie zu liegen kommen, und mitpulsieren lassen.

HANDLANGER

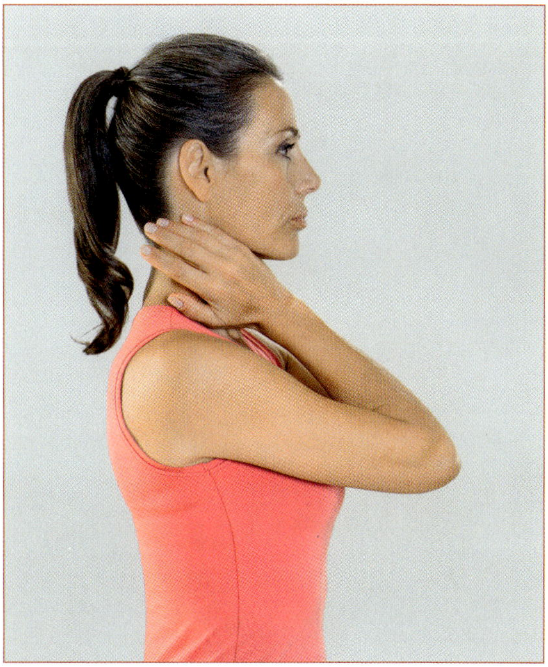

Handaußenseiten ultrazart auflegen und ultraultrazart nach hinten oben pulsieren. Kleinfinger mit Grundgelenk versetzen, die Handwurzel bleibt, wo sie ist. Pulsieren. Dieses Versetzen wiederholen, bis die Handseite diagonal vom Kinn zum äußeren Augenwinkel zu liegen kommt. Die Handreise kann auch umgekehrt angewendet werden, von oben nach unten wandernd.

Straffen und auffüllen

Die Grundübungen sind identisch mit denen unter »Straffen und verschlanken«. Als Vorbereitung machen Sie die Zungenreisen: mit der Zungenspitze von innen die Ohren putzen beziehungsweise so tun als ob. Stellen Sie sich das Ohr vor und reinigen Sie es bis in alle Winkel. Auch dahinter.

Ja, das ist durchaus anstrengend, irgendwie. Achtung, der Kopf bleibt gerade.

Anschließend die Backen von innen »tapezieren«. Von unten nach oben und von oben nach unten die Wangeninnenseiten massieren. Über kurz oder lang können Sie mit den Muskeln gegen die Zunge drücken, als wollten Sie Widerstand leisten.

Die Nasolabialfalte können Sie ebenfalls mit der Zunge unterfüttern. Einfach mit der Zunge von unten nach oben ausstreichen und mit den Muskeln gegen die Zunge arbeiten. Nicht frustriert sein, wenn der Gegendruck beim ersten Mal nicht klappt, einfach so tun als ob. Beim dritten Versuch werden die Muskeln mitmachen. Legen Sie die Handaußenseiten ultraleicht auf Kinn und Wangen, wie unter »Straffen und verschlanken« beschrieben, während Sie gleichzeitig die Wangen von innen leicht aufblasen, als wollten Sie eine Feder von der Hand blasen. Im Spiegel checken: Der Mund darf sich nicht kräuseln, die Oberlippe bleibt glatt – nur eben ein bisschen aufgeblasen.

Mein Tipp

Bitte nicht die ganze Hand aufs Gesicht drücken. Das ist zu viel des Guten. Sie erinnern sich: Zu viel tun ist das Einzige, was Sie bei CANTIENICA®-Faceforming wirklich falsch machen können. Und wenn Sie schon überzeugt sind, überhaupt keinen Druck auszuüben und feenzart zu arbeiten, glauben Sie mir: Es geht noch zarter. Babyschwanenfederzart. Je zarter die Berührung, umso deutlicher können die Muskeln antworten.

Der Erdbeermund

Füllt die Lippen auf, vor allem auch die Mundwinkel, entfaltet die Ringmuskulatur um den Mund herum. Hebt die Muskeln an, die den Mund nach unten ziehen (Marionettenfalten), und strafft die Kinnmuskeln.

Sorgfältig umgesetzt, hilft diese Übung, den Ringmuskel um den Mund herum zu entfälteln, die Lippen voller zu machen, die Oberlippen zu glätten und die Nasolabialfalten zu mindern.

Die Zeigefinger unmittelbar hinter den Nasolabialfalten auflegen, ganz leicht anpressen. Gleichzeitig die Lippen zwischen den Fingern nach vorne plustern. Spiegelcheck: die Lippen müssen dabei voll und faltenlos aussehen. Nun pulsieren Sie mit den Ohren und den Zungenenden nach hinten oben, wie Sie das ja nun im Schlaf beherrschen, die Lippen pulsieren gleichzeitig nach vorne. Den unteren Wimpernkranz samt Unterlid nach oben und vom Auge wegziehen. Je kraftvoller Sie den Zug der Muskulatur unter Ihren Zeigefingern wahrnehmen, umso stärker können Sie pressen. Die Haut darf einfach nirgends eindellen.

MUNDFÜLLER

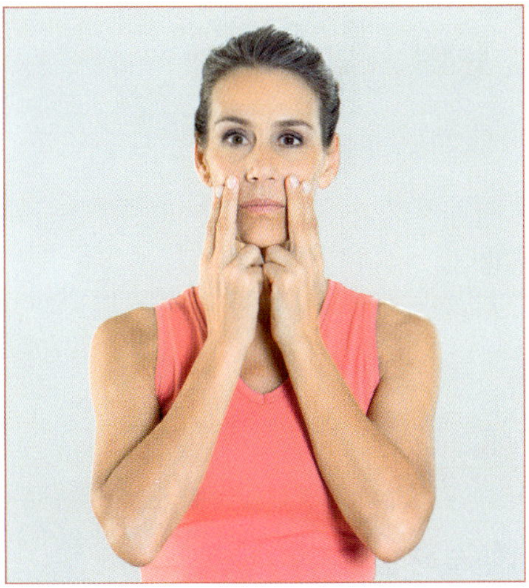

Wecken Sie den Ringmuskel des Mundes, bis Ihre Lippen vibrieren: die Finger zart auf die Nasolabialfalten legen und den Mund entspannt nach vorne pulsieren, als wollten Sie das Innere der Lippen nach außen stülpen.

Mein Lifting ohne Messer

Ich faceforme seit vielen Jahren und bin sicher, dass meine Augenlider mehr hängen würden ohne die Augenübungen. Generell bekomme ich immer wieder Komplimente und werde gefragt, was das Geheimnis meines guten Aussehens sei. Außerdem ist es interessant, dass junge Bekannte von mir überzeugt sind, ich sei geliftet – mit dem Skalpell. Was nicht stimmt. Mein Lifting heißt CANTIENICA®-Faceforming.

Yvonne, Jahrgang 1951

DER TRICK MIT DEM »NG, NG, NG«

Ein straffer Hals, eine klare Kinnlinie und ein wacher Gesichtsausdruck – all das wünschen sich viele Frauen und Männer, wenn sie in den Spiegel schauen. Doch mit der Zeit können sich Kinn- und Halsbereich verändern: Die Haut verliert an Spannkraft, der Kehlkopf sinkt leicht ab und die Muskulatur wird träger. Genau hier setzt diese gezielte Übung an.

Durch bewusstes Intonieren eines stimmhaften »Ng, ng, ng« wird die Muskulatur im Bereich des Zungenbeins, des weichen Gaumens und des Kehlkopfs aktiviert. Der hintere Gaumen hebt sich, der Kehlkopf richtet sich auf, die tiefen Halsmuskeln werden trainiert. Diese Aktivierung verbessert die Straffheit des Gewebes unter dem Kinn und fördert auch eine gesunde Zungen- und Kieferhaltung. Das regelmäßige Ausführen dieser Übung kann dazu beitragen, Doppelkinn und schlaffe Partien im Halsbereich vorzubeugen oder zu reduzieren. Gleichzeitig wird die Stimme klarer, da der Kehlkopf in eine optimalere Position gebracht wird. Ein kleiner, aber effektiver Impuls für mehr Ausstrahlung und Präsenz.

So geht's

Richten Sie sich auf. Lassen Sie den Hinterkopf leicht nach hinten oben schweben, während die Arme und Schultergelenke entspannt bleiben und die Schlüsselbeine weit sind. Die Zunge schwebt locker im Mundraum. Intonieren Sie das »Ng, ng ng« sanft. Das N füllt alle Kopfräume und Kopfhöhlen aus, das ultrasanfte G entspannt den Kehlkopf. Spüren Sie, wie sich der Zungenkörper aktiv aufrichtet. Spüren Sie die Vibrationen im Kopfraum, im Brustkorb. Wiederholen Sie den Klang mehrmals in angenehmer Lautstärke.

Während Sie das »Ng« intonieren, ziehen Sie das Kinn leicht an, die vorderen Halsmuskeln werden gedehnt. Sie können eine Hand anwinkeln und gespannt unter das Kinn legen, um die sanfte Spannung zu erspüren. Achten Sie darauf, dass sich der Nacken nicht verspannt und der Hinterkopf lang bleibt. Intonieren Sie das »Ng« etwa fünf- bis zehnmal in einer Serie. »Ng, ng, ng, ng, ng, ng.« Machen Sie die Übung bei jeder Gelegenheit. Wenn Sie die Übung regelmäßig durchführen, kann sich das Gewebe unter dem Kinn straffen, die Zungenhaltung verbessern und die Kiefermuskulatur harmonisieren, die Kinnlinie straffen, das Doppelkinn wegzaubern. Kehlkopf und Stimmlippen lieben das »Ng, ng, ng« auch. Sie werden gleichzeitig gekräftigt und entspannt. Falls Sie oft heiser sind: »Ng, ng, ng« ist wirksamer als jede Lutschtablette.

Immer wie frisch aus den Ferien

Als Drogistin lernte ich, mich mit Gesichtszügen, Hauttypen und physiognomischen Zeichen auseinanderzusetzen – auch bei mir selbst. Und so fiel mir auf, wie sich mein Gesicht schon mit jungen 25 Jahren nach schlaflosen Babynächten zu verändern begann. Müder Gesichtsausdruck, Stirn- und Augenfalten. Glücklicherweise lernte ich die CANTIENICA®-Methode kennen. Nach kurzer Trainingszeit hatte sich der Hallux valgus an meinen Füßen zurückgebildet, der Unterleib war geliftet. Die Faceforming-Ausbildung absolvierte ich zu Anfang relativ unwillig, weil sie halt zur Methode dazugehört. Die Auseinandersetzung mit Kronenpunkt und Co. entpuppte sich aber als Krönung. Schon unmittelbar nach dem Seminar fragten mich Freundinnen und Kollegen, Klientinnen und Patienten, ob ich in den Ferien gewesen sei, ich sähe so entspannt aus. Die »müden Augen« sind weg, die Fältchen werden weniger, sogar die Nase begradigt sich. Die Diagonalatmungen geben mir Weite im Kiefer, die Zähne bekommen mehr Raum, dehnen sich aus und stehen zusehends gerader. Es ist unglaublich zu spüren, mit welcher Leichtigkeit die Gesichtsmuskeln sich aufspannen und zusammenarbeiten.

Bettina Kubli, Jahrgang 1972
CANTIENICA® Master Teacher, Wetzikon, Schweiz, www.bodyworx.ch

Feedbacks aus dem 2-Tage-Online-Workshop

Christiane: »Ja, ich fühle mich sehr lebendig. Es ist wunderbar. Das Training bewirkt genau das, was ich mir gewünscht habe. Körper und Kopf arbeiten zusammen.«
Taimi: »Ich fand es heute toll, weil ich gespürt habe, wie fein ich mit dem Gesicht umgehen kann. Kein Drücken, kein Zerren, kein Grimassenschneiden. Es klingt paradox, doch ich spüre durch diese Zartheit und Sanftheit viel mehr. Von Sohle bis Scheitel, und diese neue Sensibilität finde ich super.«
Paricia: »Ich habe erwähnt, dass ich sehr oft eine Spannung im Gesicht habe. Das Gesicht war gestern total entspannt und heute noch viel mehr. Ich spüre das richtig. Und es war eine ungeheure Entdeckung, wie viele Muskeln wir im Gesicht haben. Ich glaube, ich habe morgen Muskelkater im Gesicht. Wahnsinn, was da alles abläuft.«

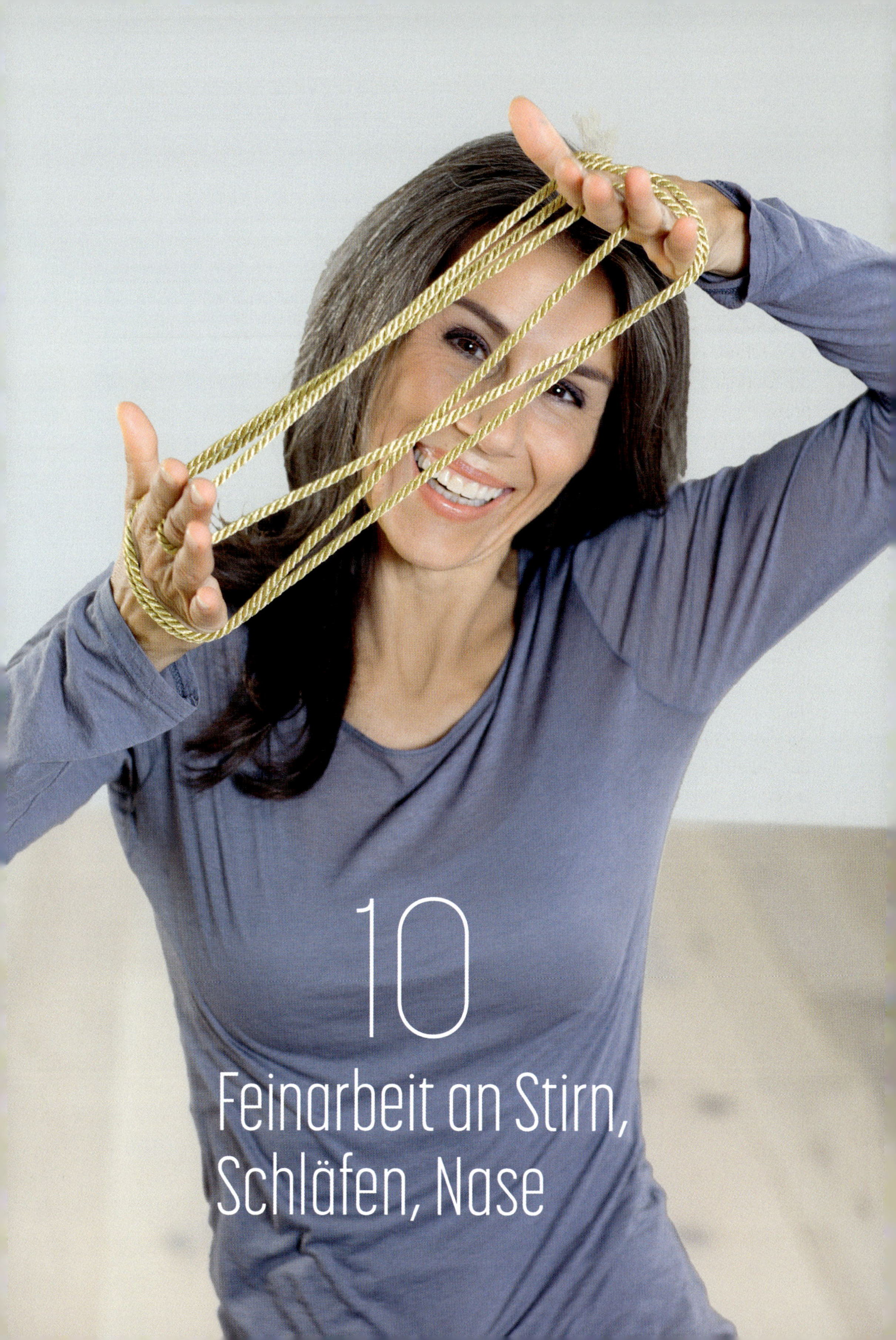

10

Feinarbeit an Stirn, Schläfen, Nase

Sie ziehen die Stirn oft unbewusst hoch? Sie kräuseln die Nase beim Lachen? Die Zornesfalte steht auch über Ihrer Nase, wenn Sie sich ohne Zorn konzentrieren? Die Nase wird mit den Jahren krumm? Hier sind Sie richtig: Übungen für die obere Gesichtspartie.

Hallo, Stirn, loslassen! Haben Sie schon mal bewusst vor dem Spiegel die Augenbrauen hochgezogen, um die Augen größer erscheinen zu lassen? Aufmerksam weiterlesen. Ziehen Sie bewusst die Stirn nach oben, um die Augenbrauen anzuheben? Weiterlesen. Ziehen Sie die Augenbrauen nach oben, um die Schlupflider zu dehnen? Richtig: weiterlesen. Wissen Sie, dass Sie die Angewohnheit haben, bei fast jeder Gelegenheit die Stirn zu runzeln? Lesen.

Schritt 1 ist in Sachen Stirnglättung die furchtlose Selbstwahrnehmung. Beobachten Sie sich. Wann ziehen Sie die Brauen oder die Stirn hoch? Bewusst? Unbewusst? Beim Arbeiten. Im Gespräch. Beim Nachdenken. Beim Wimperntuschen. Unter Anstrengung ... Bitten Sie eine Ihnen nahestehende Person, Sie zu beobachten und Sie darauf aufmerksam zu machen, wenn sich Ihre Stirn in Falten legt. Sie werden staunen.

Sie erinnern sich an die Einleitung des Buches. Mimik ist wunderbar. Die Mimik hat viel mit unserer Menschwerdung zu tun. Es ist schön, Überraschung zu zeigen, indem wir die Augen aufreißen und die Stirn hochziehen. Es ist köstlich, Erstaunen im Gesicht des Gegenübers wahrzunehmen.

Legt Ängstlichkeit die Stirn beim anderen in Falten, so ist das ein klares Signal. Doch die Stirn braucht doch auch mal Pause. Unentwegt hoch- oder angezogen, verspannt sich die ganze Kopfhaut, das kann zu Kopfschmerzen führen. Und – das Thema dieses Kapitels – die Falten prägen sich auf der Stirn nachhaltig ein. Die hochgezogene Stirn zieht auch die Brauen hoch. An den Brauen hängen die Augenringmuskeln. Durch dieses chronische Hochziehen werden diese Ringmuskeln chronisch überdehnt. Besonders die dünne Haut, die das Augenlid bildet, reagiert empfindlich auf chronische Überdehnung – sie fältelt sich und beginnt zu hängen.

Viele – viele! – Frauen lassen sich die Augenlider straffen, ziehen weiter die Stirn hoch, nach drei Jahren hängt das Oberlid wieder.

Noch einmal straffen? Sicher, das geht. Spätestens nach dem dritten Mal lassen sich die Augenlider dann nicht mehr richtig schließen. Und damit Schluss mit tiefem Schlaf und süßen Träumen!

Ablenkungstaktik für den Stirntick

Die zweidimensionalen Kopfatmungen sind nützlich als Grundübung zur Stirnentfaltung. Ob im Sitzen oder Liegen: den gesamten Körper in eine schöne Aufspannung bringen. Kinn zu Hals bildet den rechten Winkel. Nackenstern und Kronenpunkt wecken. Zungenenden an den Gaumen legen, Lippen in die Gegenrichtung »denkdehnen«, Ohren nach hinten oben dehnen. An der Kinnspitze rechts einatmen, an der Geheimratsecke links ausatmen. Kinnspitze links zur Geheimratsecke rechts. 12-mal.

Die Augenpartie aufspannen: die Augenwinkel innen und die Augenwinkel außen mit Goldfäden verbinden. Vom inneren Brauenbogen aus die Fäden nach hinten oben spannen, wie Sie das aus dem Augenkapitel kennen. Viel-

STIRNGLÄTTER

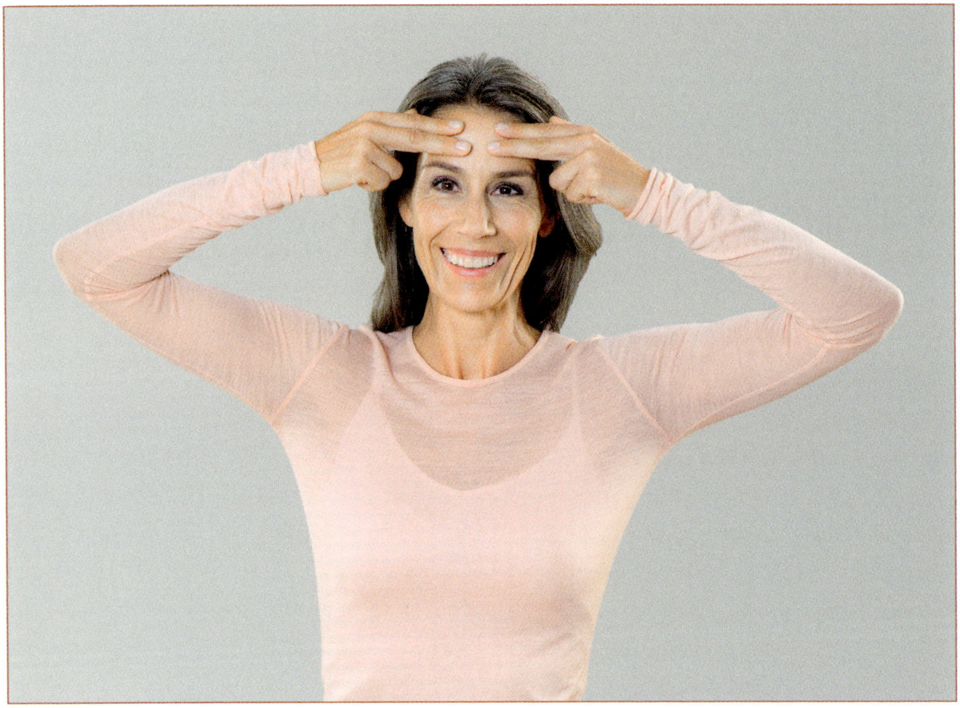

Finger zart auf die Stirn legen. Ohne Druck Kontakt aufnehmen mit den Muskeln unter der Haut. Die Vorstellung reicht aus, um die Muskeln in Bewegung zu setzen. Nach oben hinten »dirigieren«, ohne die Haut zu verziehen.

leicht reicht ein Goldfaden, vielleicht spannen Sie über die ganze Länge der Brauen mehrere Fäden fächerartig. Die Zugspannung, die durch dieses Fädenspannen entsteht, halten.

Die Rahmenpunkte stimulieren: Finger sanft auf die Schläfen und die Muskeln seitlich hochdirigieren. Fingerkuppen versetzen und den Haaransatz der Stirn entlang alle Punkte stimulieren, die Ihnen unter die Finger kommen. Bis sich die Finger in der Stirnmitte treffen. Augen schließen und die Wimpern Tarzan spielen lassen, das intensiviert die Übung: Die Wimpern ziehen die Augenlider von den Augäpfeln weg.

Fingerfächer

Legen Sie die Finger zart und wie ein Dach in A-Form auf die Stirn, kleiner Finger oder Ringfinger treffen sich am Haaransatz in der Mitte der Stirn, je nach Hand- und Stirngröße. Pulsieren Sie mit den Händen ultrazart seitlich nach hinten oben. Also nicht senkrecht hochziehen, denn das arbeitet in die Falten, sondern erst Richtung Schläfen, dann Richtung Hinterkopf. Der Daumen, der in den Haaren zum Liegen kommt (pardon, liebe Männer mit Glatze, ist nicht so gemeint, da, wo Haare wären, gilt auch), kann den Puls verstärken. Achtung: Die Hände machen keine sichtbare Bewegung, sie geben den Muskeln darunter nur die Information zur Neuprogrammierung.

Versetzen Sie die Hände, immer dachförmig und fächerartig, bis sie an den Schläfen liegen. Ob Sie in jeder Fingerstellung 22-, 44-, 88- oder 222-mal pulsieren, hängt von der Zeit ab, die Sie investieren wollen – und von der Dringlichkeit, mit der Sie sich entfalten möchten.

Die »zornige« Stirnfalte glätten

Sie steht senkrecht über der Nase und heißt Zornesfalte oder auch Denkerfalte ... Schön ist sie nicht. Legen Sie je einen Finger auf den inneren Ansatz der Brauen neben der Nasenwurzel. Das geht von unten, Finger senkrecht, oder von der Seite. Ich mache es von der Seite, lege das erste Glied der Zeigefinger auf und sehe dabei aus wie ein Brillenbär.

Pulsieren Sie ultrazart Richtung »Brauenknochen«. Der Stirnrunzler unter Ihren Fingern reagiert im Allgemeinen sehr schnell. Sobald Sie spüren, dass er sich regt, lassen Sie ihn selbst arbeiten, er soll Ihre Finger an der Braue entlangziehen.

Pulsiert die Nasenspitze gleichzeitig in die Verlängerung – ohne Oberlippe!!! –, so potenziert sich die Wirkung. Das hilft auch gegen horizontal verlaufende Fältchen zwischen den Brauen und an der Nase (»Nasekräuseln«). Pulsieren mit der Nasenspitze: Beobachten Sie sich im Spiegel, die Nasenflügel sollen sich nicht aufplustern, sondern lang und schmal mitpulsieren. Ah, übrigens, die Ohren können mitpulsieren, das ist ganz vorzüglich und beschleunigt den Erfolg.

ANTIZORN

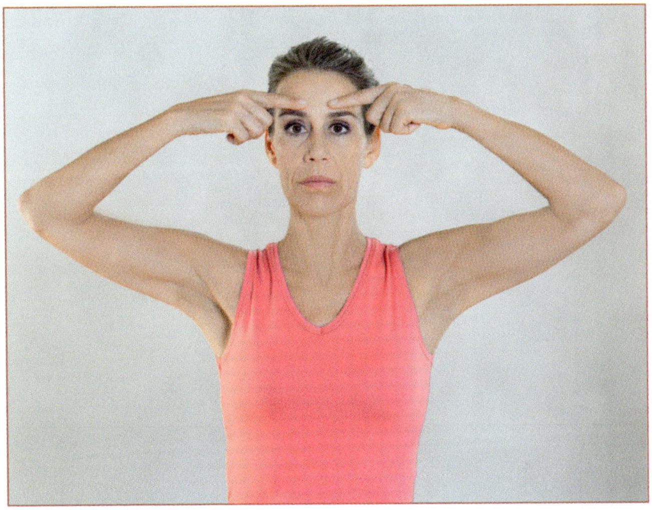

Unterstützende Fingerarbeit beim Brauenheben: Zeigefinger sanft auflegen. Durch die Haut den Muskel aufwecken, bis er anfängt zu pulsieren. Noch mal die Warnung: Bitte nicht an der Haut ziehen, das erzeugt Falten. Die Haut in Ruhe lassen und nur die Muskeln darunter antippen. Das ist das Einmalige an dieser Methode.

Als Abschluss für diese Serie die Hände an der Stirnmitte in den Haaransatz setzen, kraftvoll Richtung Kronenpunkt pulsieren, gleichzeitig die Nase lang ziehen und das Kinn spitzen, im Gegenzug zum Zungenende und zu den Ohren, die nach hinten oben dehnen.

Auch hier gilt: Haben Sie die einzelnen Teile der Übung mal raus, können Sie jederzeit im Alltag schnell üben. Einfach die Muskelmaske aktivieren und pulsieren.

Mein Tipp

Um im Alltag wahrzunehmen, welches Eigenleben die Stirn den lieben langen Tag so führt, können Sie Medizinpflaster aufkleben oder selbsthärtende Masken aufpinseln.

AUGENÖFFNER

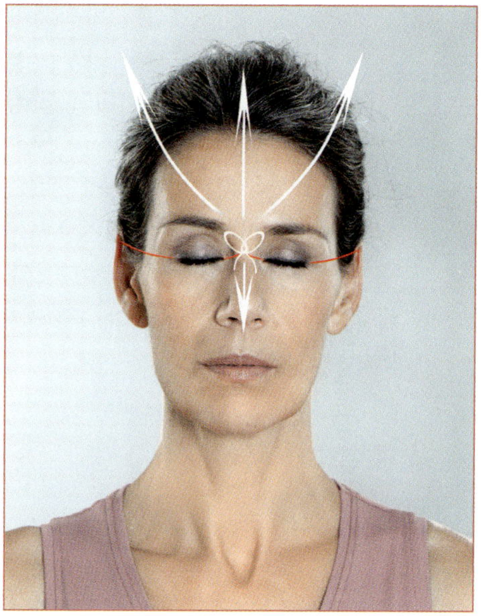

Zug–Gegenzug sorgt für Spannung: Brauen und Stirnmuskeln nach oben ausrichten, die Nasenspitze nach unten.

Naseweise Zaubereien

Ich darf oft mit Menschen arbeiten, die unter Gesichtslähmungen leiden – durch Schlaganfälle, Unfälle, Infektionen und andere Krankheiten. Viele der Verfeinerungen und Entwicklungen verdankt CANTIENICA®-Faceforming diesen Menschen, die mir vertrauen – und bereit sind, alles auszuprobieren. Wahre Begeisterungsstürme wecken bei den Teilnehmer*nnen die folgenden »naseweisen Zaubereien«. Ausprobieren. Und nicht frustriert sein, wenn es nicht sofort klappt. Betrachten Sie diese Feinarbeit als unverbindliches Angebot meinerseits, Sie können es annehmen oder ablehnen oder auf später verschieben. Oder stolz sein, wenn es klappt: Ihre Selbstwahrnehmung ist großartig.

NASEWEIS

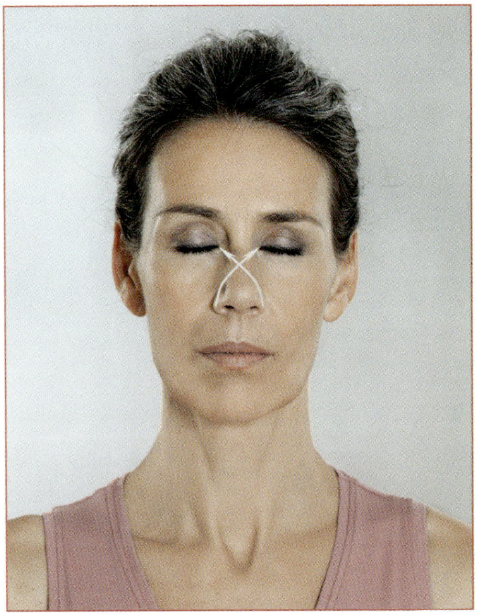

Feinarbeit an der Nase für Feinfühlige: Überkreuzatmung an der Nasenwurzel. Vielleicht möchte Ihr Gesicht das Atem-X weiter oder kleiner ausführen. Nur zu. Hören Sie auf Ihren Körper.

Den rechten Nasenflügel nach unten dehnen, einatmen, den Atem zum linken Augenaußenwinkel ziehen, ausatmen. Andere Richtung: Am linken Nasenflügel einatmen, Flügel lang ziehen, zum rechten Augenaußenwinkel ausatmen. Je 12-mal. Der Mund ist, wie immer, leicht offen, mit dem Effekt, dass die Kiefergelenke mitmachen und sich selbst mobilisieren, im Schutz der perfekt vernetzten Muskulatur im Mund.

Den linken Nasenflügel lang ziehen, einatmen, am rechten inneren Augenwinkel ausatmen. Andere Richtung: am rechten Nasenflügel beim Langziehen einatmen, am linken inneren Augenwinkel ausatmen. Je 12-mal.

Entfaltung auf allen Ebenen

Mein Faceforming-Intensivtraining fand 2007 in einer Zeit statt, in der ich nachts dreimal zum Stillen aufstehen musste. Trotz des Schlafmangels hörte ich von mehreren Seiten, dass ich so frisch aussähe. Nach dreiwöchigem Training konnte ich beobachten, wie sich meine Querfalten auf der Stirn durch Umlernen von Gewohnheiten buchstäblich in Nichts aufgelöst hatten. Meine Wangenpartie war klarer modelliert und auch die Halsfalten waren auf dem besten Wege, sich zu glätten! Und wenn ich doch mal in das alte Falten machende Muster fiel, merkte ich es sofort und konnte es gleich verändern. Ein großartiges Gefühl, Herrin über alle schlafenden Gesichtsmuskeln zu sein!
Für mich ist CANTIENICA®-Faceforming das i-Tüpfelchen der Methode. Hier passiert Entfaltung auf jeder Ebene! Die Feinarbeit am Kopf und im Gesicht zaubert oft schon in der ersten Lektion Weichheit und Entspannung ins Gesicht und bringt die Schönheit, die jeder Mensch in sich trägt, noch mehr hervor. Es geht um wesentlich mehr als ein Facelift: Mit Freude beobachte ich, wie sich das Training auf das körperliche und emotionale Wohlbefinden meiner Klient*innen auswirkt. Eine Kundin sagte einmal: »Ich fühle mich sofort besser und sehe dadurch besser aus. Und wenn ich besser aussehe, fühle ich mich besser!«
Seit 25 Jahren integriere ich die »CANTIENICA®-Lebenshaltung« in meinen Alltag und werde bis heute meistens wesentlich jünger geschätzt. Der größte Mehrwert jedoch ist aus meiner Sicht das WOHLGEFÜHL und ein größeres Selbstbewusstsein – Faltenglättung ist auf dieser Reise zu dir selbst inklusive.

Larene Thomson
Physiotherapeutin, Körper- und Bewusstseinscoaching, Hamburg, larene-thomson.de

11 Frischauf. Der Erfolg liegt in Ihrer Hand

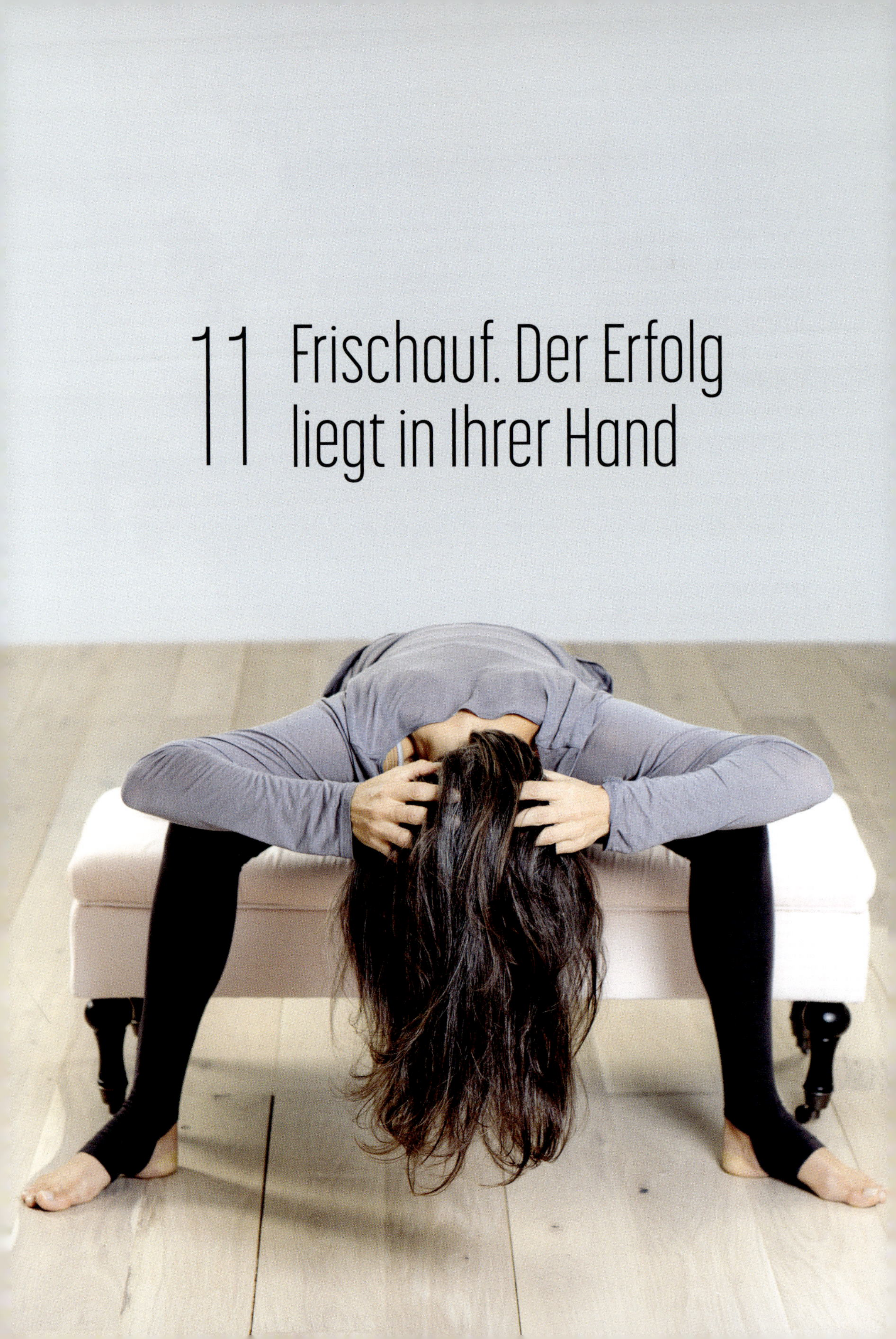

Sie haben bis hierher alles brav gemacht und umgesetzt. Und Sie merken, dass Sie die Sache unterschätzt haben? Hier kommt ein kompaktes Ganzkörperprogramm, das Ihnen zum aufgefrischten Gesicht entspannte Schultern, schlanke, kräftige Arme und bewegliche Gelenke schenkt.

Sie sind nur einen Fingerbreit von einem frischen Gesicht mit Ausstrahlung und nichts als den Lachfältchen entfernt. Es geht viel einfacher, als Sie denken. Das Gesicht ist wie ein eng gewirkter Muskelteppich. Das Einzige, was Sie falsch machen können, ist, zu grob zu arbeiten. (Das habe ich jetzt oft genug gesagt!) Deshalb noch einmal in Kurzfassung, worum es bei CANTIENICA®-Faceforming geht.

- Der menschliche Kopf wird von fast 100 Muskeln zusammengehalten.
- Etwa 77 Muskeln arbeiten zusammen für den persönlichen Gesichtsausdruck, für die ganz persönliche Ausstrahlung.
- Ein Drittel dieser Muskeln ist untereinander vernetzt, also nicht wie die übrige Skelettmuskulatur am Körper an Knochen festgemacht, sondern eben Muskel an Muskel.
- Untrainiert beziehungsweise unbewusst benutzt, folgen diese Muskelketten der Schwerkraft und beginnen mit den Lebensjahren nach vorne unten zu hängen.
- Durch bewusste Vernetzung können diese Muskelketten wieder angehoben werden. Das strafft mit den Muskeln die Silhouette und glättet Mimikfalten.
- Wir können keinen Reißverschluss öffnen, um direkt an der Mimikmuskulatur zu arbeiten. Aber wir können durch die Haut Impulse an die darunterliegenden Muskeln geben.
- Die Haut muss nicht gedrückt oder verzogen werden, um die Muskeln darunter zu trainieren, im Gegenteil: Je schonender und sanfter die Berührungen, umso klarer die Information an die Muskeln.
- Die Vernetzung beginnt mit der Körperhaltung. Erst wird die Haltung so ausgerichtet, dass die Muskeln keine kompensatorischen Umwege mehr machen müssen. In der Ausgangshaltung für erfolgreiches Faceforming behindert kein Knochen einen anderen, liegen alle Gelenke absolut frei. Durch diese Aufspannung werden die Muskeln des ganzen Körpers in Reaktionsbereitschaft versetzt.
- Nach der Aufrichtung des Körpers wird der Kopf als Ganzes so ausgerichtet, dass die gesamte Kopfmuskulatur in Reaktionsbereitschaft ist.
- Zuerst werden die Muskelgruppen aktiviert, die für die Aufspannung und Zugspannung der Mimikmuskulatur zuständig sind: Nackenstern,

Kronenpunkt, die Übergangsmuskeln zwischen der Gesichts- und Schädelmuskulatur um die Ohren, an den Schläfen, an der Stirn.

- Die Arbeit direkt an der Mimikmuskulatur – hängende Augenlider, hängende Mundwinkel, Oberlippenfältchen und so weiter – kommt zuletzt. Je besser die Grundlage, umso einfacher und erfolgreicher die Feinarbeit.
- Es ist egal, ob Sie die Fingerspitzen, ganze Finger oder die Hand auflegen, um an die Muskeln den Impuls zu vermitteln, sich nach hinten oben zu vernetzen, anstatt nach vorne unten zu hängen. Es ist auch nicht wichtig, dass Sie die Muskelkreuzpunkte millimetergenau treffen. Muskeln sind großzügig. Muskeln sind Schwerarbeiter. Sie warten nur darauf, für ihre Besitzerin, ihren Besitzer zu arbeiten.
- Es ist nicht egal, wie Sie Fingerspitzen, Finger oder Hand benutzen: Sobald die Haut eingedrückt, verschoben oder massiert wird, arbeiten Sie zu heftig. Oder umgekehrt formuliert: Sie können gar nicht zu zart arbeiten.
- Trainieren Sie anfangs vor einem Spiegel. Beobachten Sie die Wirkung im Spiegel. Das, was Sie sehen, wird das Resultat sein.
- Sieht Ihr Gesicht während des Trainings schön aus – perfekt!
- Sehen Sie im Spiegel eine Grimasse – stopp, noch einmal nachlesen, neu aufbauen.
- Wirft Ihr Gesicht während des Trainings Falten, die eigentlich nicht da sind oder nicht da sein sollten, tun Sie bestimmt zu viel. Mehr vom Guten bringt nichts. Entspannen, neu aufspannen, sanfter arbeiten.

Wie oft und wie lange?

Mit drei Wochen intensiver Beschäftigung müssen Sie rechnen, bis sich die ersten Automatismen in Ihrer Haltung, Ihrer Kopfhaltung und Ihrer Gesichtsmuskulatur zeigen. Ob Sie alle Übungen am Stück absolvieren möchten oder Portionen am Morgen, Mittag, Abend einplanen, ist vollkommen egal. Hauptsache, Sie tun es … Faceformer*innen berichten mir, dass sie schon nach drei Tagen spürten, wie sich die Muskelketten selbstständig anzogen, die Ohren gar nicht anders konnten als »spocken«. Andere berichten, Sie hätten drei Monate gebraucht, bis sie die Muskelaktivitäten wirklich spürten. Kommen die »Spätzünder« zu mir in die Praxis, stellt sich praktisch immer heraus, dass sie entweder die Haltung unterschätzten, die gute Haltung allein nicht aufbauen konnten, weil sie gar nicht mehr wahrnahmen, wie schief oder gestaucht sie sind, oder weil sie einfach zu grob arbeiteten.

Ich bin ein ungeduldiger Mensch und arbeite gern intensiv. Wenn ich etwas Neues entdecke, wiederhole ich es systematisch, mache es so lange zum Thema, bis es sitzt und im System verankert ist. Ich kann die Methode empfehlen. Machen Sie sich innerhalb der ersten drei Wochen eine Übung zum Tagesthema, pulsieren Sie mit dem Zungenbein an den Rachen, bis Sie Muskelkater an der Zunge haben. Sie werden die Zunge nicht mehr vergessen. Am schönen Sommertag im Liegestuhl können Sie die Wimpern von den Augen ziehen, bis Sie am Augenlid Muskelkater haben. Schon ist die Übung verankert. Nach drei Wochen reicht es aus, wenn das »große« Programm zweimal pro Woche durchgeführt wird. Dazwischen, tja, das Dazwischen ist entscheidend: Machen Sie sich möglichst viele der Übungen zur Gewohnheit. Die Mehrzahl der Übungen können Sie jederzeit und überall durchführen:

- Aufspannatmungen
- Diagonalatmungen (Körper und Gesicht)
- Pulsieren mit dem Zungenende
- Zug und Gegenzug zwischen Lippen und Ohren
- Ohren zum Kronenpunkt pulsieren
- Zungenreisen im Mund
- Zahnspange einziehen
- Augenwinkel mit Goldfäden aufspannen
- Wimpern von den Augen wegziehen

BLITZLIFTING

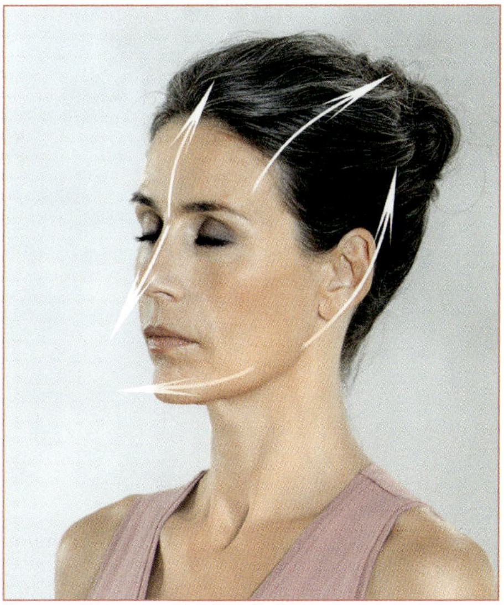

Trainieren Sie am Anfang so oft wie möglich. So gehen die meisten Übungen schnell in Fleisch und Blut über. Irgendwann hält die neue, straffe Ausrichtung der Muskeln auch im Alltag. Schnelldurchlauf: Lippen und Kinnspitze nach vorn. Wangenmuskeln, Ohrpunkte, Hinterkopf nach hinten. Stirnmitte nach oben, Nasenspitze nach unten.

Die Macht der Gewohnheit

Ziel ist, dass die Muskeln automatisch und ganz freiwillig nach hinten oben ziehen, anstatt einfach der Schwerkraft nachzugeben und nach vorne unten zu hängen. Ziel ist, dass Nackenstern und Kronenpunkt »freiwillig« oft und gern und intensiv pulsieren. Ziel ist, dass Ihre Muskeln sich selbst verjüngen und wie in der Kindheit und Jugend 24 Stunden am Tag aktiv sind.

Gewohnheit ist und hat leider eine unglaubliche Macht. Die Chance, dass Sie zurückfallen in muskuläres Nichtstun, wenn Sie keine Unterhaltsarbeiten am Gesicht machen, ist groß. Kann auch mir passieren. Plötzlich »erwische« ich mich mit überkreuzten Beinen oder gerunzelter Stirn. Zehn Minuten gezieltes Faceforming holt mich sofort raus aus dem Muskeltief. Und mit den Jahren wird der gute Gebrauch des Körpers immer mehr zur Gewohnheit. Finden Sie für sich heraus, wie viel Wartungstraining Sie brauchen, und planen Sie diese Trainingseinheiten fest ein. Wäre doch schade, wenn die Intensivarbeit der ersten Wochen und Monate letztlich einfach für die Katz waren …

Sollten Sie aufgrund von Lebenssituationen oder -ereignissen aus der Routine fallen, so fangen Sie einfach wieder von vorne an. Sie werden sehen und spüren, dass das »Aufwärmen« sehr viel schneller geht, dass die Muskeln und Muskelketten nur darauf warten, wieder in Aktion zu kommen. Egal, ob Krankheit, Operation, Stress oder einfach nur Unlust die Ursache für die »Muskelpause« ist: einfach wieder anfangen.

Wenn ich höre: »Ich war im Urlaub und machte halt nichts«, so muss ich aufpassen, dass ich nicht grantig reagiere, denn diese Ausrede verstehe ich nicht. Wann habe ich denn mehr Zeit und Muße, mich auf mich selbst zu besinnen und zu konzentrieren, als im Urlaub? Gehören Sie auch zu denen, für die Urlaub vor allem »nichts müssen« bedeutet? Dann fangen Sie eben nach dem Urlaub wieder da an, wo Sie vor dem Urlaub aufhörten.

Damit die Arme nicht müde werden

Schnelle Ermüdung der Arme ist meist ein Zeichen dafür, dass die Grundhaltung nicht stimmt. Dieses Kurzprogramm ist demnach für Ihre Haltung und für mehr reale Kraft in den Armen bestens geeignet. Dreimal pro Woche absolviert, streckt es die Silhouette, vernetzt und kräftigt es die gesamte Tiefenmuskulatur, verbessert es die Haltung, entspannt es Rücken und Schultern und – stärkt die Kraft in den Armen. Die Übungen bieten auch ein perfektes Büro-Workout für Computerarbeiter*innen.

Armhörnchen im Sitzen

Dehnt die Muskeln des Brustkorbes. Sortiert die Schulterknochen. Vernetzt und kräftigt die Armmuskulatur.

Vorne am Stuhlrand exakt auf den Sitzbeinhöckern ausrichten. Füße hüftschmal und in leichter V-Stellung. Das Kreuzbein ausrichten und den Kronenpunkt zur Decke dehnen. Kniekehlen nach vorne dehnen, Leisten nach hinten. Arme auf Schulterhöhe anheben und anwinkeln. Die Finger schauen zueinander. Die Ellbeugen auseinanderdehnen. Muskeln der Oberarme aus den Achselhöhlen ausdrehen, so löst

ARMHÖRNCHEN IM SITZEN

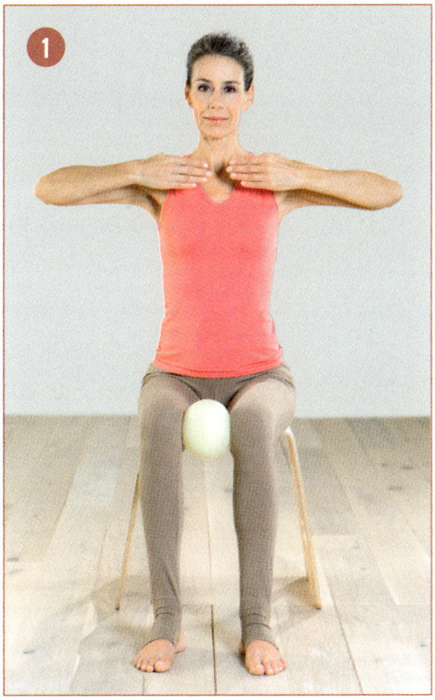

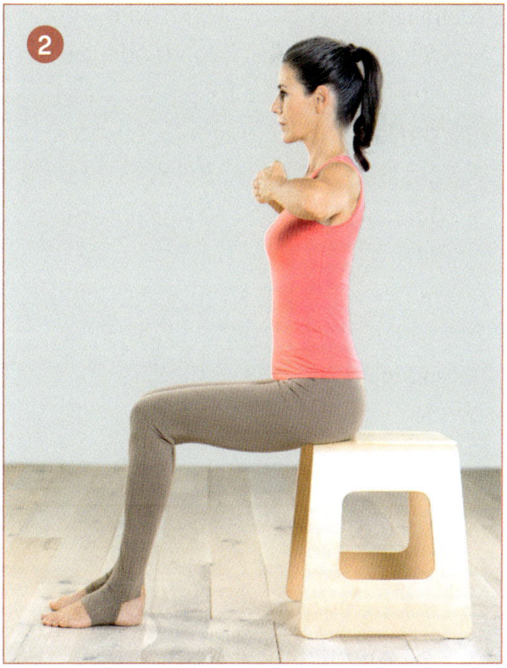

Entspannt die Schultern, kräftigt die Armmuskeln. Und hebt den Busen.

sich die Gelenkkugel des Oberarmes aus dem Schulterdach. Zwischen den Schlüsselbeinen einatmen, durch die Schlüsselbeine ausatmen und sie dabei in die Länge ausdehnen.

Durch den rechten Sitzbeinhöcker einatmen, den Atem zum linken Schulterdach lenken und beim Ausatmen den linken Ellbogen noch mehr aus dem Körper ziehen. Vom linken Sitzbeinhöcker zur rechten Schulter atmen, den rechten Ellbogen ausziehen. 10-mal wiederholen. Drehen Sie den Oberkörper aus dem Brustbein nach links, nach rechts, nach links, je 10-mal. Kopf und Becken bleiben stabil, es drehen sich ausschließlich die dafür vorgesehenen Brustwirbel.

Der Oberkörper kann sich dabei gerade vor- und zurückbeugen, das kräftigt Bauch- und Rückenmuskulatur.

Zurück in die Mitte. Ellbogen auseinanderdehnen und mit den Spitzen der Ellbogen rückwärts Kreise zeichnen, rechts nach hinten, links nach hinten. Achtung: Die gerade Achse Arme–Schulter bleibt, die Drehung kommt ausschließlich aus der Brustwirbelsäule.

Bizepsschraube bewegt

Dreidimensionale Kraft und Entlastung der Gelenke dank Vernetzung der Arm-Schulter-Muskulatur. Extrakick für den Bizeps. Aufrecht sitzen. Arme vor dem Körper auf Schulterhöhe anwinkeln. Das Handgelenk von der Kleinfingerseite Richtung Daumenseite eindrehen. Armknochen möglichst lang dehnen und Muskeln der Oberarme auf Achselhöhe ausdrehen. Oberarmkugeln sind entspannt und möglichst weit auseinander. In der bestmöglichen Eindrehung bleiben und noch mehr eindrehen. Diese Pulse oder Impulse haben ungefähr den Rhythmus Ihres Herzschlags. 20-mal wiederholen. Weiterpulsieren, Arme seitlich öffnen und wieder schließen. 3-mal. Steigerung: Die Arme bewegen sich asymmetrisch, ein Unterarm bewegt sich nach vorne, der andere Richtung Schulter und umgekehrt.

Mein Tipp

Die Bauchseite muss genauso lang sein wie die Rückenseite. Ziehen Sie alle Rumpfmuskeln zusammen und in die Länge, das stabilisiert die Aufspannung.

BIZEPSSCHRAUBE BEWEGT

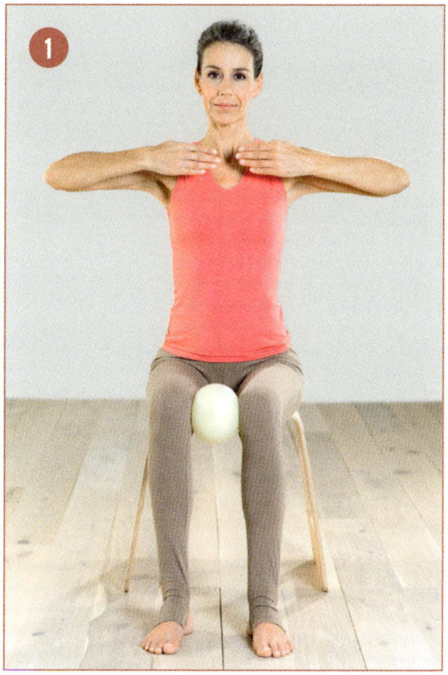

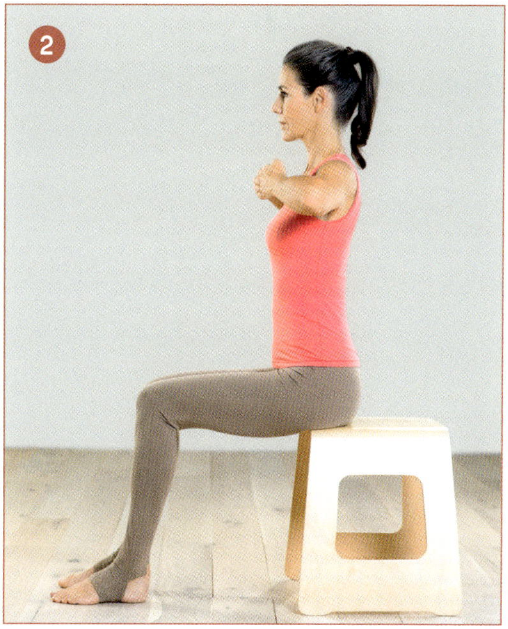

Schlanke Kraft für den gesamten Oberkörper. Formt die Schultern schön und »verlängert« den Hals.

Armhörnchen nach hinten

Hier wird der Trizeps mit der Armmuskulatur vernetzt und gekräftigt. Der obere Rücken wird gedehnt. Die Nackenmuskeln können entspannen.

Falls die Aufspannung im Sitzen verloren ging, einfach wieder aufbauen: Scham- und Steißbein ausrichten, das Becken aufrichten, den Torso lang machen, den Kronenpunkt in die Verlängerung dehnen, Oberarmkugeln aus dem Schulterdach lösen.

Arme seitlich am Körper anwinkeln und verschrauben, wie Sie es bereits kennen: Die Kleinfingerseite des Unterarms dreht sich Richtung Daumen. Diese Grundspannung im Handgelenk halten, die Hände selbst entspannt und aufgerichtet halten. Den Oberkörper pfeilgerade vorbeugen, die Ellbogen lang, lang, lang und nach hinten oben Richtung Decke ziehen. Achtung: Die Schultern nicht hochziehen und nicht eindrehen, sonst ist die ganze Anstrengung umsonst.

Konzentrieren Sie sich auf die Außenrotation der Oberarmmuskeln auf Ach-

ARMHÖRNCHEN NACH HINTEN

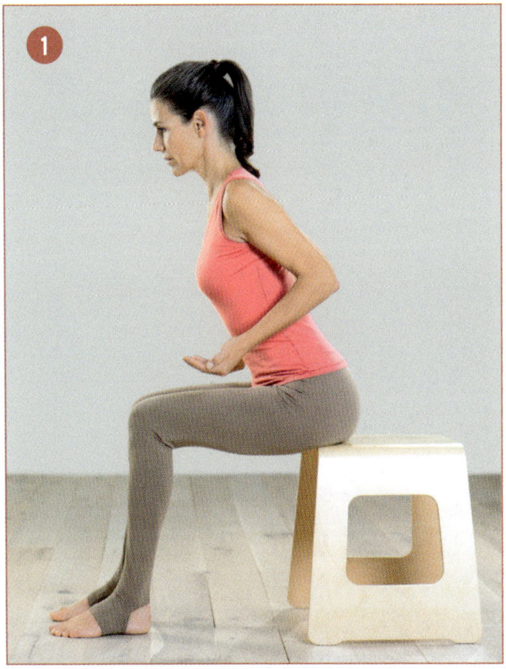

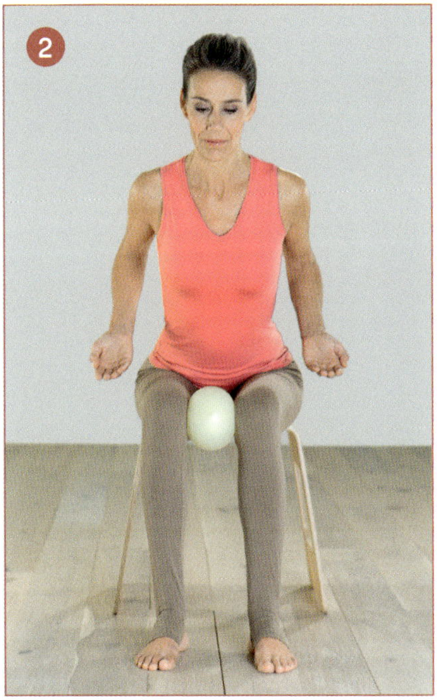

Strafft den Trizeps, damit der Oberarm schön bleibt. Die Brustmuskeln werden dabei gedehnt.

selhöhe, so können Sie sich sicher sein, dass die Schönmachmuskeln arbeiten – inklusive des kleinen Brustmuskels, der die weibliche Brust anhebt und straff hält! Lassen sich die Ellbogen in der perfekten Aufspannung nicht mehr höher dehnen, kommt die eigentliche Mikrobewegung. Die Kleinfingerseite des rechten Handgelenks dreht sich noch etwas mehr ein, der rechte Ellbogen stupst noch ein Spurenelement höher, die linke Kleinfingerseite des Handgelenks drängt zum Daumen, der linke Ellbogen zieht sich noch ein kleines bisschen lang und hoch. Auf jeder Seite 22-mal wiederholen.

Sie können Ihre Ellbogen problemlos noch höher ziehen? Wahrscheinlich haben Sie die Oberarmkugeln nach oben vorne gezogen, statt sie nach unten hinten zu setzen. Oder Sie haben den Rücken rund und den Hals kurz gemacht. Zurück an den Anfang und die Position so aufbauen, dass der Hals lang bleibt, der Busen, die Brust sich heben, der Rücken lang und aufgespannt ist – und sich auch so anfühlt.

Armstrecker

Diese Übung vernetzt und trainiert alle Gelenke an Schultern und Armen, alle Muskeln an Schultern und Armen – plus die »Busen schön haltende« Brustmuskulatur und mehr Atem für die Lungen. Die Haltung direkt aus »Armhörnchen nach hinten« übernehmen oder die Grundposition wieder schön aufbauen.

Oberkörper gerade nach vorne dehnen. Die Sitzbeinhöcker nach hinten ziehen, bis Sie zwei kleine Feuerstellen an der Basis des Gesäßes spüren. Am linken Sitzbeinhöcker ein- und an der rechten Schulter ausatmen. Gegengleich wiederholen, am rechten Sitzbeinhöcker ein- und an der linken Schulter ausatmen. Je 3-mal.

Arme nach hinten strecken, die Ellbogen zeigen zur Seite, die Ellbeugen zum Körper. Oberarmmuskeln auf Schulterhöhe ausdrehen. Nun dreht sich das daumenseitige Handgelenk Richtung Kleinfinger. Diese Eindrehung halten. Stellen Sie sich vor, am Mittelfinger ziehe ein Marionettenspieler. Er zieht und zieht und Ihre Arme werden immer länger, Ihre Schultern immer leichter,

ARMSTRECKER

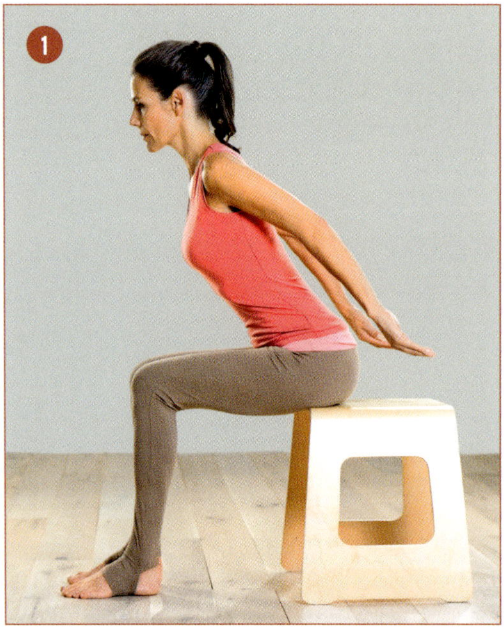

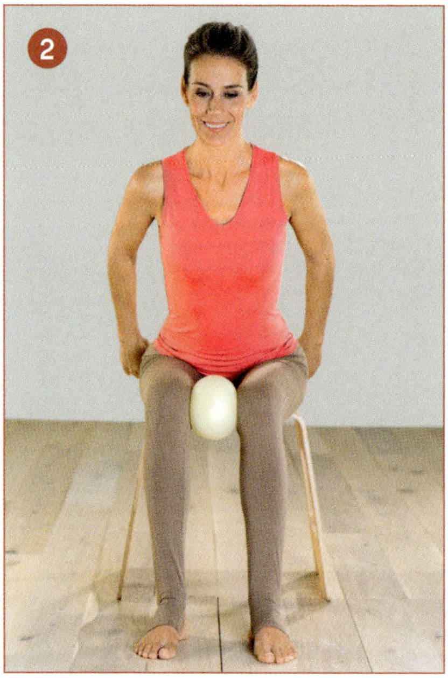

Öffnet den Brustkorb, entspannt die Schulterpartie und strafft die Armmuskeln.

Ihr Bauch – jawohl, Ihr Bauch – immer gedehnter. Ist der Arm zur vollen Länge ausgezogen, drehen Sie auf Achselhöhe die Oberarmmuskeln aus und pulsieren Sie mit den Armen Richtung Decke. Geht das gerade mal ein bis drei Zentimeter, ist das ein Indiz dafür, dass Sie gut arbeiten.

Können Sie mit den Armen in der Luft herumhebeln, so stimmt etwas nicht. Sie ahnen es: Zurück an den Anfang, der Aufbau, das heißt die Aufspannung, stimmt nicht. 22-mal die Arme nach oben pulsieren. Entspannen, Arme und Hände lockern, ausschütteln, was immer Ihnen gefällt. Körper aufrichten.

Wonderbra

Präzision im Aufbau der Übung vorausgesetzt, hebt Wonderbra den Brustkorb samt Busen sichtbar an, öffnet die Atemwege, entlastet die Schultern.

WONDERBRA

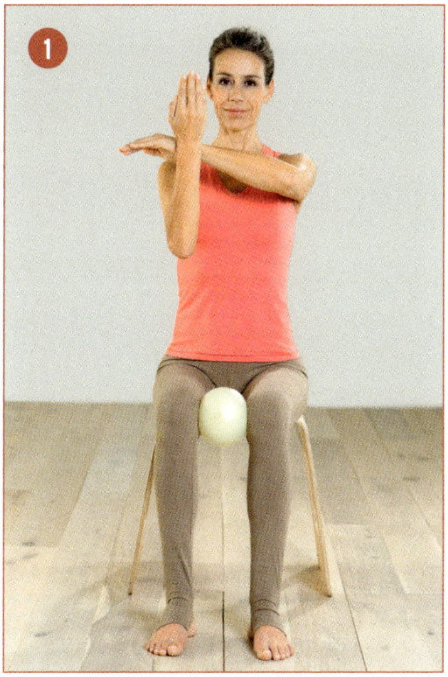

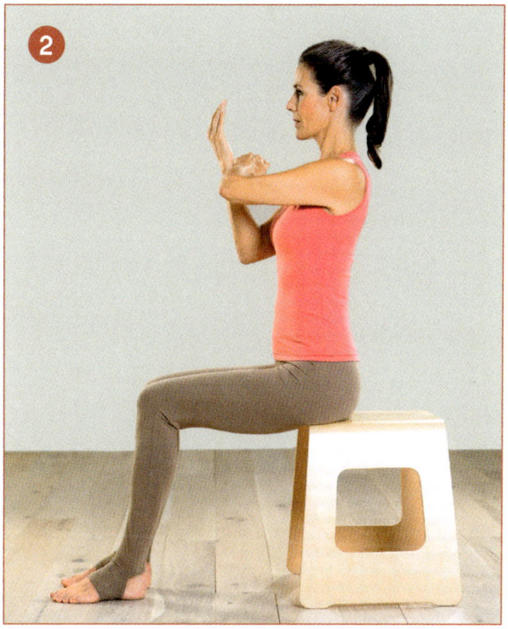

Eine Übung, die den Busen sichtbar anhebt. Trainiert die Muskeln des Brustkorbs.

Grundposition aufbauen: Füße, Knie hüftschmal, Füße leicht in V-Stellung. Kniekehlen nach vorne dehnen, Sitzbeinhöcker und Leisten gleichzeitig nach hinten. Becken und Brustkorb in den größtmöglichen Abstand bringen. Bauch-, Taillen- und Rückenmuskeln dehnen und zur Mitte holen. In diese Aufrichtung entspannen.

Rechten Arm auf Schulterhöhe horizontal anwinkeln, linken Arm seitlich, sodass die Handgelenke aneinander liegen. Oberarmmuskeln ausdrehen, Oberarmkugeln absenken. Nun schiebt das rechte Handgelenk von innen gegen das linke und das linke Handgelenk schiebt zurück. Machen Sie daraus einen rhythmischen, kraftvollen isometrischen Puls. 20-mal wiederholen. Armstellung wechseln, 20-mal pulsieren.

Mein Tipp

Achten Sie darauf, die Oberarmkugel tief zu halten. Es hilft, den horizontal angewinkelten Arm auf Höhe der Achselhöhle zu halten, also unter der Oberarmkugel.

Brustwirbeltwist mit Schulterhörnchen

Mit diesem Brustwirbeltwist erarbeiten Sie sich Entlastung der Schultern, Kraft für die Armmuskeln und Beweglichkeit für die Wirbelsäule. Die Beweglichkeit der Brustwirbelsäule ist ein Garant gegen Buckelbildung im Alter! Außerdem vermittelt Sie Ihrem Gang Geschmeidigkeit und Anmut.

Grundposition im Sitzen wieder aufbauen: exakt auf den Sitzbeinhöckern aus- und aufrichten. Den Kronenpunkt nach oben dehnen. Mit der Diagonalatmung stabilisieren.

Arme seitlich auf Schulterhöhe ausstrecken. Die Knochen weit auseinanderziehen und die Muskeln der Oberarme im Gegenzug zu den Achseln dehnen. Handinnenflächen nach oben drehen und die Hände locker auf die Schultern fallen lassen. In der Vorstellung die Muskeln der Oberarme noch mehr ausdrehen und die Oberarmkugeln absenken und entspannen.

Oberkörper mit aufgespannter Wirbelsäule vordehnen. Aus der Brustwirbelsäule nach links drehen, nach rechts, nach links, nach rechts. Das Kinn und der Kopf bewegen sich nicht, auch nicht das Becken. Jede Seite 12-mal wiederholen.

Anhalten. Ellbogen auseinanderdehnen und mit den Ellbogen sanfte Kreise ziehen: Der rechte Ellbogen zieht nach hinten unten, der linke, der rechte, der linke. 22-mal wiederholen. Die Kreise sind klein, die Bewegung kommt aus der Brustwirbelsäule. Je beweglicher und geschmeidiger die Brustwirbelsäule ist, umso leichter und kräftiger werden Ihre Arme.

Mein Tipp

Achten Sie darauf, dass die Ellbogen auf Höhe der Achselhöhle stehen. So fällt es Ihnen leicht, die Schultergelenke offen und entspannt zu halten.

BRUSTWIRBELTWIST

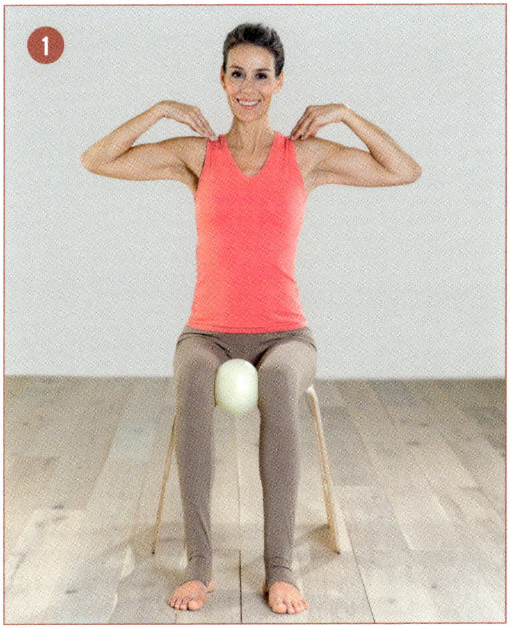

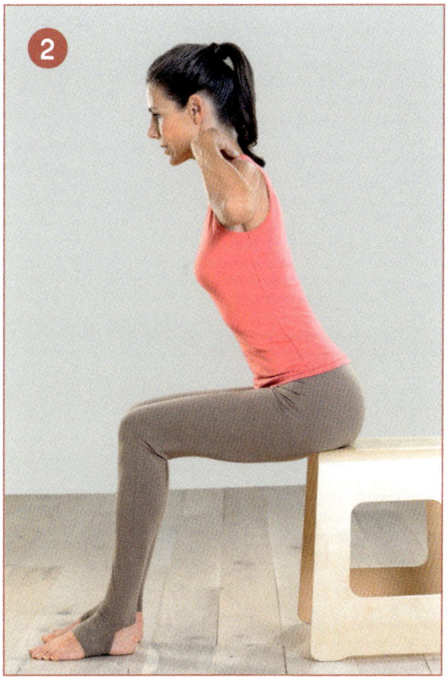

Die bewegliche Brustwirbelsäule macht Haltung und Bewegungen anmutig. Kopf und Halswirbel profitieren von der Geschmeidigkeit.

Schmetterlingsarme

Entlastung für Rücken, Schultern, Kopfgelenke. Dehnt die gesamte Muskulatur am Schultergürtel und an den Armen. Entlastet auch die Handgelenke.

SCHMETTERLINGSARME

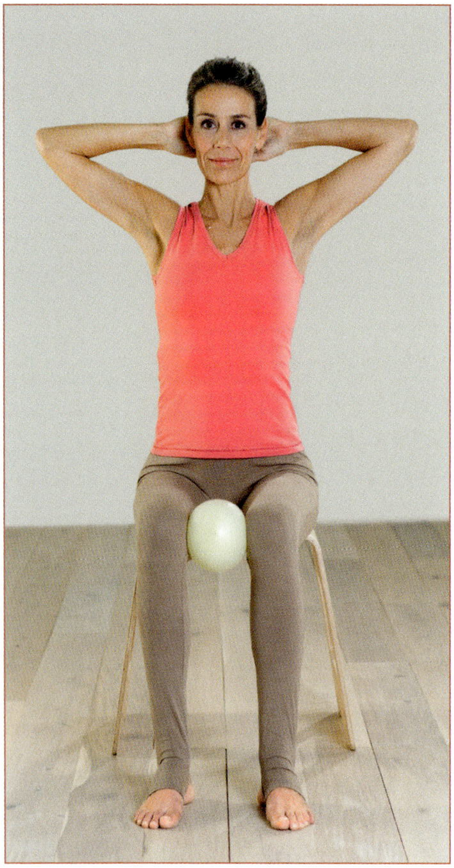

Für einen schönen, langen Nacken und wohlgeformte, bewegliche Schultern. Trainiert außerdem die gesamte Rumpfmuskulatur.

Grundposition aufbauen, schön aufspannen. Hände verschränken und an den Hinterkopf legen. Die Ellbogen seitlich auseinanderziehen, bis die Arme knapp schulterhoch stehen. Die Oberarmkugeln nach außen unten setzen. Ja, ich weiß, das ist leichter geschrieben als getan, versuchen Sie es, bis es klappt. Die Übung ist es wert. Muskeln der Oberarme ausdrehen. Nun mit den Händen sanft den Kopf vom Nacken ziehen. Der Mund ist leicht geöffnet, die Zungenenden liegen am Gaumen. Pulsieren Sie 12-mal gleichzeitig mit der Zunge an den Gaumen und mit den Lippen von den Zähnen weg. Spannung halten und aus der Brustwirbelsäule abwechselnd nach links und nach rechts ausdrehen, je 12-mal wiederholen.

Mein Tipp
Der Abstand zwischen den Ohrläppchen und dem Schulterdach soll so groß wie nur möglich sein. Halten Sie die Taille lang und schmal.

Kopfunter

Entspannungsdehnung für die Wirbelsäule. Schafft Raum für die Wirbelkörper, Bandscheiben und Nerven. Entlastet die Lendenwirbel. Dehnt die Kniesehnen.

Aus der sitzenden Position: Kopf nach vorne unten hängen lassen, Arme hängen ebenfalls entspannt, Sitzbeinhöcker mit der Kraft aus dem Organheber von der Sitzfläche heben und zur Decke strecken. Die Leisten entspannen und ebenfalls zur Decke dehnen.

Aus dem Stand: Arme locker zur Decke strecken, Knie leicht gebeugt. Den Goldstab durch die Hüftgelenke denken, die Hüftpfannen näher zueinander ziehen, aus den Hüftgelenken den Oberkörper gerade vom Kronenpunkt her Richtung Boden »klappen«. Kopf samt Kronenpunkt hängen lassen, der Hals ist vorne, seitlich, hinten gleich lang. Die Rumpfmuskeln lang und schmal ziehen.

Etwas tiefer in die Knie und dann die Sitzbeinhöcker kraftvoll zur Decke dehnen. Ein leichtes Ziepen um die Sitzbeinhöcker herum ist ein sehr gutes Zeichen. Lassen Sie alle Wirbel Richtung Kopf tropfen. Stellen Sie sich vor, wie Sie zwischen den Wirbeln Raum schaffen für die Bandscheiben, wie Sie sich von den autochthonen Rückenmuskeln dehnen lassen.

Knie leicht beugen, rechten Sitzbeinhöcker zur Decke dehnen, dann den linken und wieder den rechten – bis Ihr Hosenboden brennt. Wenigstens 11-mal wiederholen. Zum Aufrichten in die Hocke gehen, Becken und Brustkorb weit auseinanderdehnen. Fersen auf den Boden senken. Sitzbeinhöcker nach hinten dehnen, bis die Knie exakt über den Fersen stehen. Arme nach hinten ausstrecken, an den Mittelfingern und am Kronenpunkt ziehen und mit aufgespanntem Rücken hochkommen.

KOPFUNTER

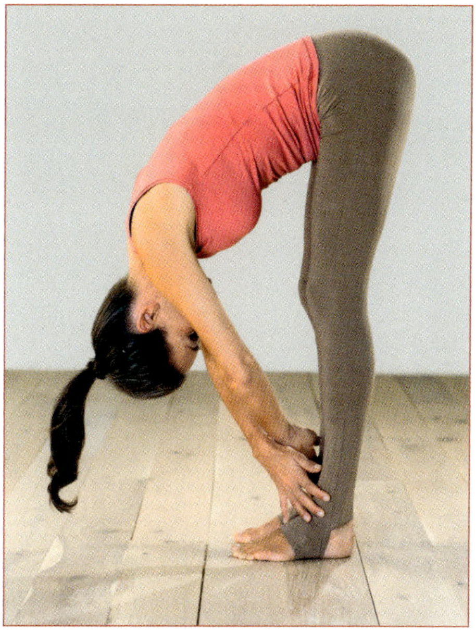

Entspannt und schafft Raum zwischen den Wirbeln: kopfunter. Optimiert die Beinachse und die Beweglichkeit der Beckengelenke.

Brustturm

Der Brustturm setzt die Gelenkteile der Schultern an die Stellen, an die sie gehören. Er befreit das Schulterdach vom Dauerdruck des Oberarmes. Dehnt die Muskulatur an Armen, Hals, Nacken, Schulter.

Im Sitzen: Grundposition sauber aufbauen.

Im Stehen: Füße hüftschmal und in leichter V-Stellung. Großzehengrundgelenke und Fersenmitten schweben auf dem Boden. Knie entspannt. Den gesamten Körper über den Fersen aufspannen, die Füße sind befreit vom Körpergewicht.

Sitzbeinhöcker senkrecht ausrichten, den Kronenpunkt zur Decke dehnen. Den Brustkorb vom Becken wegziehen, den Bauchnabel gleichzeitig zum Schambein und zum Brustbein denken, ohne die Haltung des Beckens zu verändern.

Am linken Sitzbeinhöcker ein- und an der rechten Schulter ausatmen. Vom rechten Sitzbeinhöcker zur linken Schulter atmen. Das Ganze je 3-mal und

BRUSTTURM

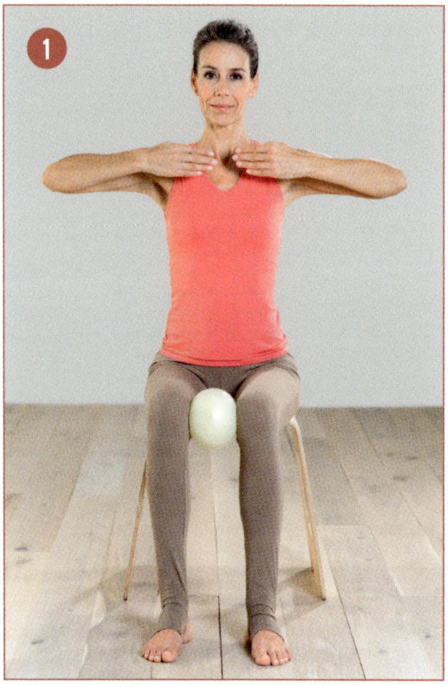

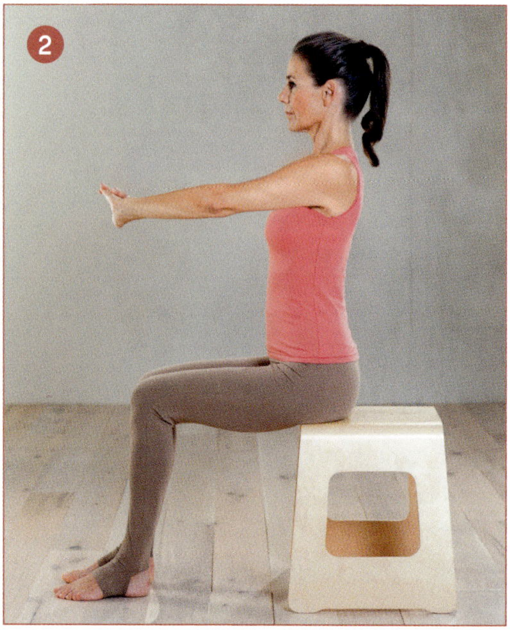

Der Brustturm dehnt den oberen Rücken. Korrekt umgesetzt, holt er den kleinen Brustmuskel ins Spiel. Der heißt nur »klein«, in Wahrheit leistet er Großes.

bei jedem Ausatmen noch größer und länger werden.

Hände verschränken und ausdrehen, Arme nach vorne ausstrecken. Handflächen nach vorne dehnen, die Knochen verlängern. Gleichzeitig die Muskeln der Oberarme zurückziehen zum Körper und die Muskeln ausdrehen. Die Oberarmkugeln auf einem imaginären Goldstab ausrichten und weit setzen. Die Schlüsselbeine hochholen und lang machen. Die Schulterblätter fließen dadurch am Rücken tiefer. Die Oberränder der Schulterblätter weit und offen ausrichten. Diese Position halten für die nächste Dehnung.

Hochturm

Wie beim Brustturm: Der Hochturm formt die Schlüsselbeine, setzt die Schulterblätter, befreit die Oberarmkugeln und das Schulterdach und setzt alle Teile an ihren richtigen Ort. Dehnt die Muskulatur an Armen, Hals, Nacken, Schulter. Sorgfältig gemacht, zieht die Dehnung durch den gesamten Rücken und den Bauch von unten nach oben.

Die Arme direkt aus dem Brustturm langsam über den Kopf anheben, bis sie neben den Ohren stehen. Die Armknochen zum Himmel dehnen, die Muskeln der Oberarme zurückziehen zum Körper. Die Handinnenflächen und gleichzeitig die Oberarmkugeln noch tiefer setzen.

Aus der Brustwirbelsäule nach links und nach rechts drehen, ohne die Position der Arme zu verändern. Der Kopf schaut dabei geradeaus. 10-mal. Arme senken, Hände lösen, entspannen.

HOCHTURM

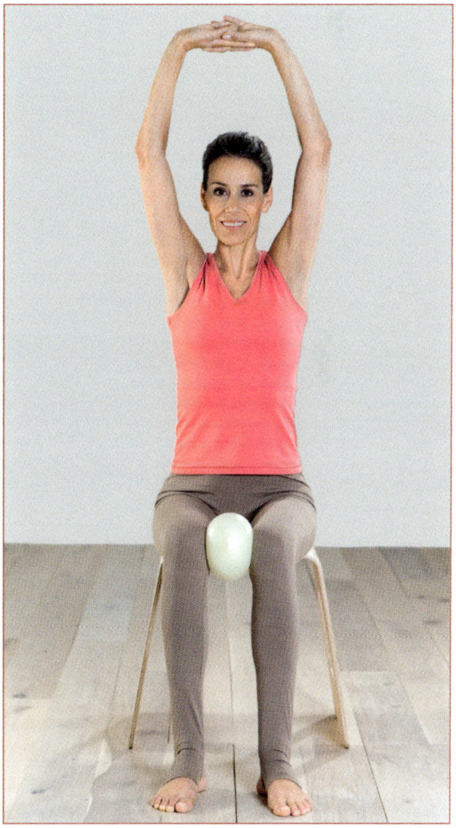

Der Hochturm vernetzt die Rumpfmuskeln, formt den Hals schön und positioniert den Kopf optimal.

12 »Was, wenn ...« und »Wenn, dann ...«: Häufig gestellte Fragen

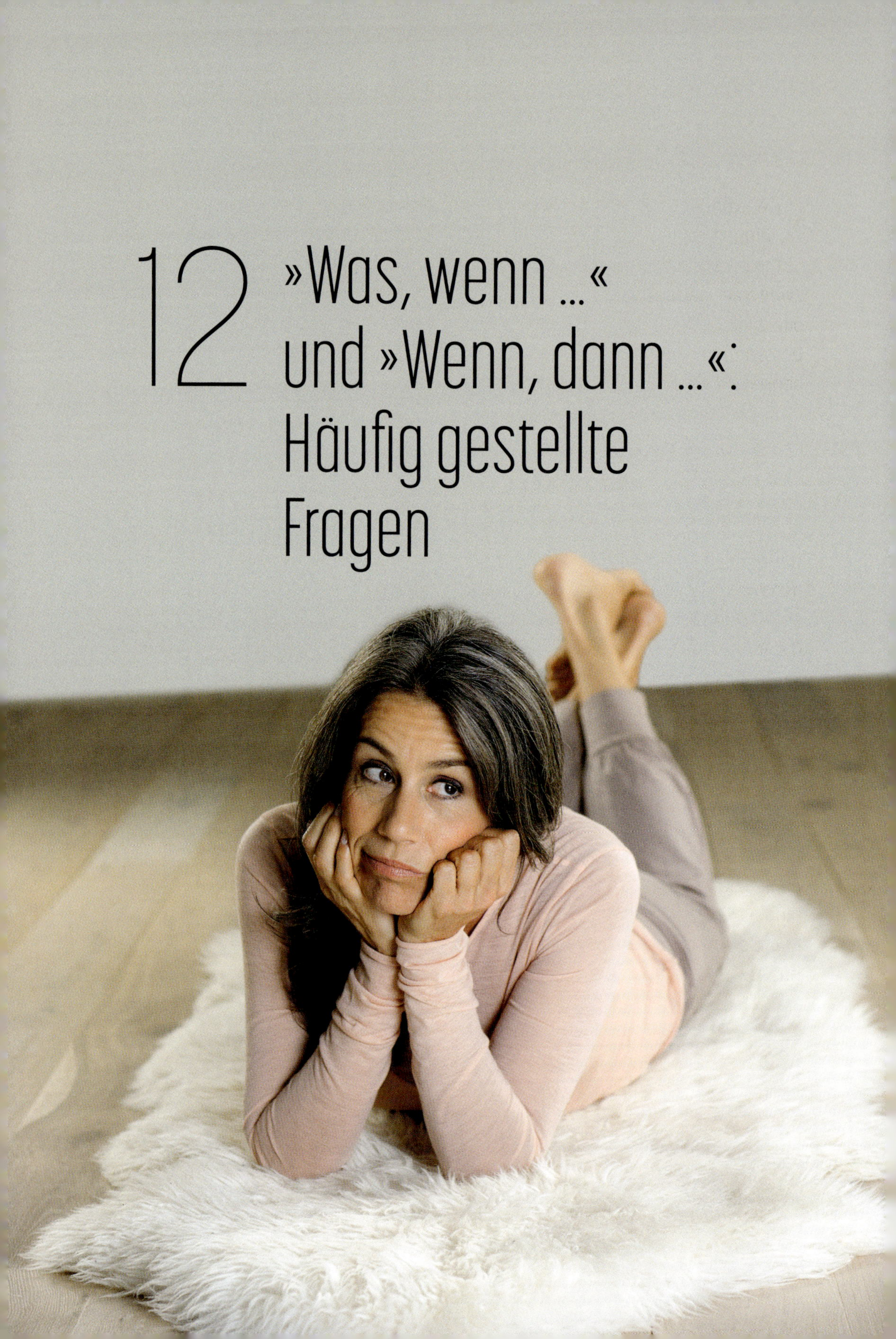

Sie können mit Faceforming drei Dinge »falsch« machen. Erstens: gar nicht trainieren. Hat null Effekt. Zweitens: Haltung unterschätzen. Buckel bleibt Buckel und Falte bleibt Falte. Drittens: zu grob arbeiten, Grimassen schneiden, Haut herumschieben. Macht Falten, statt sie zu glätten. Zu allen anderen gezielten Fragen gibt's von mir Antwort. Entweder hier bei den häufigsten Fragen. Oder auch in meinem Leser*innen-Forum auf www.cantienica-forum.com

Was ist besser: Fingerspitzen, ganze Finger oder Hand auflegen?

Es ist egal. Wichtig ist, dass Sie sanft arbeiten. Im Haar und am Haaransatz können Sie fester zugreifen, da ist die Haut robuster und weniger nachtragend als die Mimikmuskulatur im Gesicht. Beobachten Sie sich im Spiegel. Die Impulse der Finger an die Muskeln sind so zart, dass sich die Haut darunter weder verzieht noch eindellt. Wir geben durch die Haut, durch das darunterliegende Gewebe Informationen an die Muskeln weiter. Vom Verziehen wird keine Haut glatt, im Gegenteil. CANTIENICA®-Faceforming ist auch keine Massage, also bitte mit den Fingern nicht kreisen und nicht kneten, einfach nur die Richtung vorgeben, in die der natürliche Muskelzug gehen soll.

> Ich bin ein zupackender Mensch, dieses zarte Gefitzel im Gesicht macht mich ganz nervös. Ein bisschen Druck kann doch nicht schaden ...?

Doch. Er kann schaden. Und zwar der Haut, die Sie doch just straffen möchten. Und die Muskeln haben auch nichts davon, wenn Sie im Sinne einer Massage zupacken. Sie möchten die Muskeln dazu bringen, die Arbeit perfekt zu tun, die für sie im Bauplan vorgesehen ist. Das funktioniert durch die zarten Impulse. Verziehen, mechanisches Dehnen – das macht der Schönheitschirurg. Halten Sie drei Wochen durch, sobald die Muskeln vernetzt und aktiv sind, werden die Bewegungen größer und von außen sichtbar. Sie können zusehen, wie sich ganz ohne Zutun mit Fingern oder Händen die ganzen Wangen anheben, wie die Ohren wackeln, wie der Haaransatz »flieht«. Das wird Sie für die Geduld mit sich selbst entschädigen.

> Ich habe ein Buch einer amerikanischen Autorin, deren Gesichtsgymnastik sehr anders ist als Ihre. Da darf ich »Grimassen schneiden«. Kann ich Faceforming mit Gesichtsgymnastik kombinieren?

Sie können natürlich machen, was Sie wollen. Grimassenschneiden ist ein vollkommen anderes Konzept. Da werden Muskeln isoliert und lokal aufgebaut, wie beim Hanteltraining für die äußere Körpermuskulatur. Im CANTIENICA®-Faceforming wird die gesamte Tiefenmuskulatur vernetzt und gedehnt, im Sinne von Straffung. Die Falten im Gesicht rühren vor allem daher, dass Muskeln nach vorne unten hängen, die genauso gut nach hinten oben ziehen können. Diese schwimmenden Muskeln reagieren auf Dehnung und Straffung durch Vernetzung ganz anders als durch gymnastischen Gebrauch.

Beispiel: Wer die Mundwinkel zu den Ohren zieht, plustert damit zwar die Wangenmuskeln auf, vertieft aber auch die Nasolabialfalten. Wer die Augen aufreißt, um angeblich die Muskeln um das Auge robuster zu machen, zieht meistens die Brauen nach oben, auf Kosten der Stirn, die dadurch in Falten gelegt wird.

In meiner Methode gibt es zwei Grundsätze, die für Sie nützlich sein können. Erstens: Es geht nie etwas auf Kosten von etwas anderem. Wenn die Stirn sich in Falten legen muss, hat die Übung für die Augen keinen Nutzen. Der zweite Grundsatz: Nur was schön aussieht, während Sie es machen, kann Sie dauerhaft schöner machen. Das gilt für die Bauchmuskeln genauso wie für die Gesichtsmuskeln. Sie können sich auf diese Kontrolle absolut verlassen.

Woher weiß ich denn, ob ich es beim Üben richtig mache?

Diese Frage schließt nahtlos an die vorangegangene an. Sie machen es richtig, wenn Ihr Spiegelbild zeigt, was Sie sehen möchten. Und wenn es sich gut anfühlt. Und wenn der Effekt bleibt, nachdem Sie die Übung beendet haben.

Gesichtslähmung behoben

Nach einer Borreliose-Infektion vor 15 Jahren blieb in meinem Gesicht eine leichte periphere Fazialisparese. Alle äußeren Gesichtsmuskeln funktionierten zwar irgendwie, die Nerven und Muskeln hatten über die Jahre ihren eigenen Weg gebahnt. Alles war »normal« im Gesicht, aber nichts war für mich synchron. Die rechte Gesichtsmuskulatur verspannte sich, und eine ausgeprägte Nasolabialfalte zog nach unten rechts. Das rechte Auge war meist kleiner als das linke. Der Kopf kippte leicht nach rechts, das Kinn war rechtsseitig verspannt, die unteren Zähne hatten sich nach rechts vorne verschoben.

Im Rahmen meiner Ausbildung zur CANTIENICA®-Trainerin und

Aufrichtung meiner 1,96 Meter heute gemessenen Körperlänge (zu Beginn waren es 1,94 Meter!) machte ich mich auch an das Training der tiefen und feinen Gesichtsmuskulatur. Anfängliche Unsicherheit und Zweifel, ob sich nach so langer Zeit noch etwas korrigieren lässt, verzogen sich schnell, als Benita Cantienis feine Finger mich berührten und ihr Juchzen bekundete: »Ja, es funktioniert!«
Der Kopf, der bisher über die Halsmuskulatur getragen wurde, musste lernen, sich selbst zu tragen. Vorher passte das Bild eines Schwans mit zu steilem, nach vorne gerichtetem Hals zu meiner Kopfhaltung. Die permanent zu niedrigen Türrahmen taten ihr Übriges für die »in Schieflage geratene Schwanenhaltung«. Aber das Genialste erahnte ich erst nach einiger Zeit: Ganz hinten am Gaumenbogen, vom Gaumenzäpfchen rechts weg in »V«-Form, war ein V-Muskelflügel schwierig zu aktivieren.
Ich erkannte, dass dieser Muskel der Schlüssel zum dauerhaften Erfolg sein würde. Die intensive Suche in allen Anatomiebüchern, die im Studio in Zürich zur Verfügung standen, ergab, dass es sich um den Levator veli palatini handelt, den Gaumensegelheber. Die von Benita Cantieni exklusiv für mich »erfundene« Kopfatmung vom Gaumenzäpfchen nach rechts zum hinteren Ohrmuskelpunkt bewirkte das Wunder: Der rechte V-Muskelflügel reagierte! Die Muskeln und Nerven erwachten wieder, jede Aktivierung wurde dankbar von den »vergrabenen« Muskeln angenommen. Eine zurückgewonnene Hautsensibilität rechts, besseres Hören und Sehen schenkten mir ein neues Lebensgefühl. Der Kronenpunkt schwebt nun in fast zwei Metern Höhe über alle anderen Köpfe hinweg. Beschwingt kontrolliere ich mich täglich in den Spiegeln der Münchner U-Bahn, ob es auch stimmt und keine Einbildung ist. Der Kopf ist leicht aufgesetzt, das Doppelkinn weg, das Gesicht gleichmäßig geformt, die Ausprägung der Nasolabialfalten reduziert. Und ich betrete schwebend und lächelnd die einfahrende U-Bahn – und schließe gleich ein paar Aufspannatmungen für den Kopf an.

Birgit, Jahrgang 1967

Ist Faceforming auch nützlich bei Muskelatrophien oder Fazialisparesen? Zum Beispiel nach einem Schlaganfall?

Ein ganz klares Ja. Die Erfolge bei Muskelschwund und/oder Teillähmungen im Gesicht sind enorm. Auch nach Schlaganfällen kann Faceforming helfen, die lädierten Nerven zu regenerieren und das Muskelwissen wieder zu wecken. Ein zusätzlicher Trick, der hilft: Arbeiten Sie über Kreuz. Das heißt: Ist die Lähmung an der linken Wange, legen Sie die rechte Hand auf die linke, die linke Hand auf die rechte Wange und übertragen so hemisphärengerecht die Informationen von der gesunden auf die erkrankte Seite. Es hilft auch, wenn Sie – bitte nicht lachen – mit den Muskeln sprechen. Ermutigen Sie die gelähmte Seite, von der gesunden Seite zu lernen, und bitten Sie die gesunde Seite, ihr Wissen an die gelähmte weiterzugeben. Ich habe keine wissenschaftliche Erklärung, weshalb es funktioniert, es funktioniert indes unglaublich schnell, nachhaltig und gut. Ich durfte schon wahre Wunder erleben. (Natürlich würde ich das gerne erforschen. Doch finden Sie in der heutigen Zeit mal Forschungsgeld für Prävention, die ohne Gerät und ohne Pharmazeutika auskommt. Das ist praktisch unmöglich. Will und kann mir jemand das Gegenteil beweisen, ist er oder sie herzlichst willkommen und schreibt mir: Benita.Cantieni@cantienica.com.)

Gegen schiefe Zähne und falsche Töne

In meiner Praxis wende ich CANTIENICA®-Faceforming hauptsächlich zur Therapie von gesundheitlichen Problemen an. Durch das Aktivieren von – oftmals bis dato nicht gespürten – Muskeln im Gesichts- und Kopfbereich konnten meine Patienten zum Beispiel Zähneknirschen und Bissprobleme lindern oder sogar beheben.
Als ehemaliger Spangenträger war auch für mich die bemerkenswerteste Auswirkung des CANTIENICA®- Faceforming die Veränderung meines Bisses. Ähnlich dem Verschiebungsdruck einer Zahnspange spürte ich schon während der Übungen eine neue Aufspannung im Mundinnen- und Kieferbereich.
Zudem sind durch das Training meine früher oftmals auftretenden Stimmprobleme (schnelle Heiserkeit) verschwunden.
Und: CANTIENICA®-Faceforming in Verbindung mit der Atmung setze ich als Chorleiter mittlerweile auch zur Stimmbildung ein!

Karlheinz Grübel, Jahrgang 1970
Physiotherapeut

Ich finde die Muskelpunkte in meinem Gesicht nicht.

Umgekehrt: Sie können die Muskelpunkte gar nicht »nicht finden«, dazu sind es zu viele. Fingerspitzen oder Handseiten auflegen und pulsieren. Sobald sich die Muskeln regen, ziehen sie Ihre Finger wie ein Magnet an. Nur Mut. Ich kann Ihnen leider keine Schablone bieten, denn jedes Gesicht ist einmalig.

Ich habe den Eindruck und auch das Feedback von meiner Familie, dass CANTIENICA®-Faceforming auch die Stimme verändert. Einbildung oder Wahrheit?

Wahrheit. Erstens legt die Aufrichtung der Haltung die Muskeln des Halses und der Stimmbänder frei. Sie können entspannen. Trägt sich der Kopf selber, so fällt der Druck nach unten weg. Durch die Veränderung der Haltung und den Gebrauch der Tiefenmuskulatur aus dem Becken vergrößert sich der Resonanzkörper. Auch die Atmungen sorgen dafür, dass Ihre Stimme mehr Raum und Fülle bekommt.

Ich finde Faceforming für die Schultern sehr anstrengend. Was kann ich tun?

Wirklich nur mit den Händen und den Armen arbeiten, ohne Schultern, denn die haben bei dieser Arbeit nichts zu suchen. Wenn die Übungen und Anleitungen für die Grundhaltung in den ersten Kapiteln nicht ausreichen, finden Sie in Kapitel 11 gezielte Übungen zur Unterscheidung von Schultern und Armen. Sie gewinnen Kraft in den Muskeln, auf die es ankommt, um die Arme entspannt anzuheben. Wechseln Sie ab zwischen Trainieren im Liegen und im Sitzen.

Mir fehlt die Geduld für diese Arbeit, und vielleicht ist es für mich auch schon zu spät; ich habe Tränensäcke, Nasolabialfalten und Hängebäckchen. Ich habe mich zur Schönheitschirurgie entschlossen. Kann ich mit Ihren Übungen verhindern, dass ich nach dem Lifting taube Stellen habe?

Ist die Muskulatur unter der Haut fit und straff, so wird der Chirurg darauf verzichten, Muskeln zu zerschneiden und straff zu ziehen. Das Resultat wird natürlicher und schöner. Und ja, je sanfter das Lifting, desto geringer die Gefahr von verletzten Nerven und daraus resultierenden tauben Stellen. Machen Sie nach der OP weiter mit CANTIENICA®-Faceforming, so beschleunigt sich der Heilungsprozess und das Resultat ist dauerhaft. Was nun bitte nicht heißen soll, dass ich Schönheitschirurgie empfehle! Ich empfehle – wenn schon, denn schon – die Kombination mit Faceforming.

Ich habe extreme Schlupflider, die ich operativ entfernen lassen möchte. Haben Sie dagegen Einwände?

Suchen Sie sich den Besten seines Fachs; ich bekomme immer mal wieder verpfuschte Lidkorrekturen zu Gesicht. Und auch für Sie gilt: Trainieren Sie die Augenmuskulatur vor dem operativen Eingriff, dann wird das Resultat schöner. Muskelerschlaffung hat immer mit »erschlaffter Selbstwahrnehmung« zu tun. Eine aktive Selbstwahrnehmung wird verhindern, dass die Augenlider nach der Operation wieder hängen. Und beobachten Sie, was Sie mit Ihrer Stirn machen. Ich kenne mehrere Frauen, die leierten ihre Oberlider dadurch aus, dass sie dauernd die Stirn hochzogen. Das taten sie auch nach der Lidkorrektur noch, die Gewohnheit wurde mit der Operation ja nicht entfernt, mit dem Resultat, dass die Lider nach zwei Jahren genauso hingen wie vor dem chirurgischen Eingriff.

Was halten Sie von Botox?

Nicht viel. Zwei Antworten hierzu:

Antwort 1: Eine Bekannte ließ sich viele Jahre Botox in die Stirn spritzen, sie war eine Trendsetterin. Nach fast 20 Jahren brachten die Spritzen nichts mehr, die Haut hing wie ein leerer Beutel zwischen den Brauen über der Nase. Ihr »Botoxier« überredete sie zu einer Operation, der Stirnrunzlermuskel wurde wegoperiert. Nun bildete sich in der Mitte der Stirn ein Loch. Nicht nur das. Die Bekannte hat seit der Operation schwerste Rückenprobleme, und sie wird fuchsteufelswild, wenn ich ihr erklären möchte, dass und wie das eine mit dem anderen zusammenhängt.

Antwort 2: Wenn sich die Zornesfalte bei jungen Frauen schon tief eingeprägt hat, so ist eine Kombination aus Botox und Faceforming durchaus machbar: Trainieren, Botox spritzen, eisern weitertrainieren, und wenn sich die Wirkung des Nervengiftes verflüchtigt, hat der Muskel vergessen, was er »früher« machte. Funktioniert in der Kombination, und nur einmal ...

Verklebungen im Gesicht lösen
Wie überall im Köper gibt es auch im Gesicht Faszien, welche die Muskeln, Sehnen, Knochenplatten umschmiegen. Auch im Gesicht können sie verkleben und Gesichtspartien zum Erstarren und Hängen bringen.
Im Tigerfeeling-Modus erlebe ich durch das aktive Vernetzen und Nach-oben-Orientieren der Mikromuskeln im Gesichtsbereich, dass Verklebungen gelöst und Mimikbewegungen neu gefunden werden. Und plötzlich leben Gefühle auf, die man hatte, als man jünger war, vor einer Erkrankung, vor dem Unfall, vor Phasen stressiger Belastung im Job: Festgehaltenes wird frei, Lachen wird möglich, wo Erstarrung war, folgt Rejuvenation. Und Schmunzeln, wenn's noch nicht so klappt.

Agnes Kronester-Frei,
Jahrgang 1948
CANTIENICA®-Instruktorin,
GYROTONIC®-Trainerin

IHRE 3-TAGE-HALTUNGS-CHALLENGE. SO WIRD FACEFORMING ZUR GEWOHNHEIT

Kennen Sie das? Gute Tipps verpuffen, weil der Alltag dazwischenkommt. Damit Ihnen das nicht passiert, probieren Sie diese kleine, aber effektive Challenge aus:

Tag 1: Wählen Sie eine der Übungen aus und verknüpfen Sie sie mit einer bestehenden Gewohnheit – zum Beispiel nach dem Zähneputzen. Oder während Sie Ihren Tee ziehen lassen.
Setzen Sie sich eine Erinnerung, zum Beispiel ein Post-it am Spiegel oder eine Handy-Notiz.
Tag 2: Führen Sie eine Übungssequenz bewusst aus und achten Sie darauf, wie sich Ihr Körper danach anfühlt. Genießen Sie das gute Gefühl – das ist Ihre sofortige Belohnung!
Tag 3: Notieren Sie, wann und wo Sie die Übung am leichtesten umsetzen können. Vielleicht morgens im Bad? In der Mittagspause? Nach einem langen Meeting? So entsteht Ihre neue Mini-Gewohnheit.

Extra-Tipp: Wenn Sie dranbleiben möchten, hängen Sie sich eine kleine Erinnerung auf oder setzen Sie einen täglichen Handy-Timer. Jede Sekunde für Ihre Haltung lohnt sich!

13
Schmankerl für Rückwärtsleser*innen

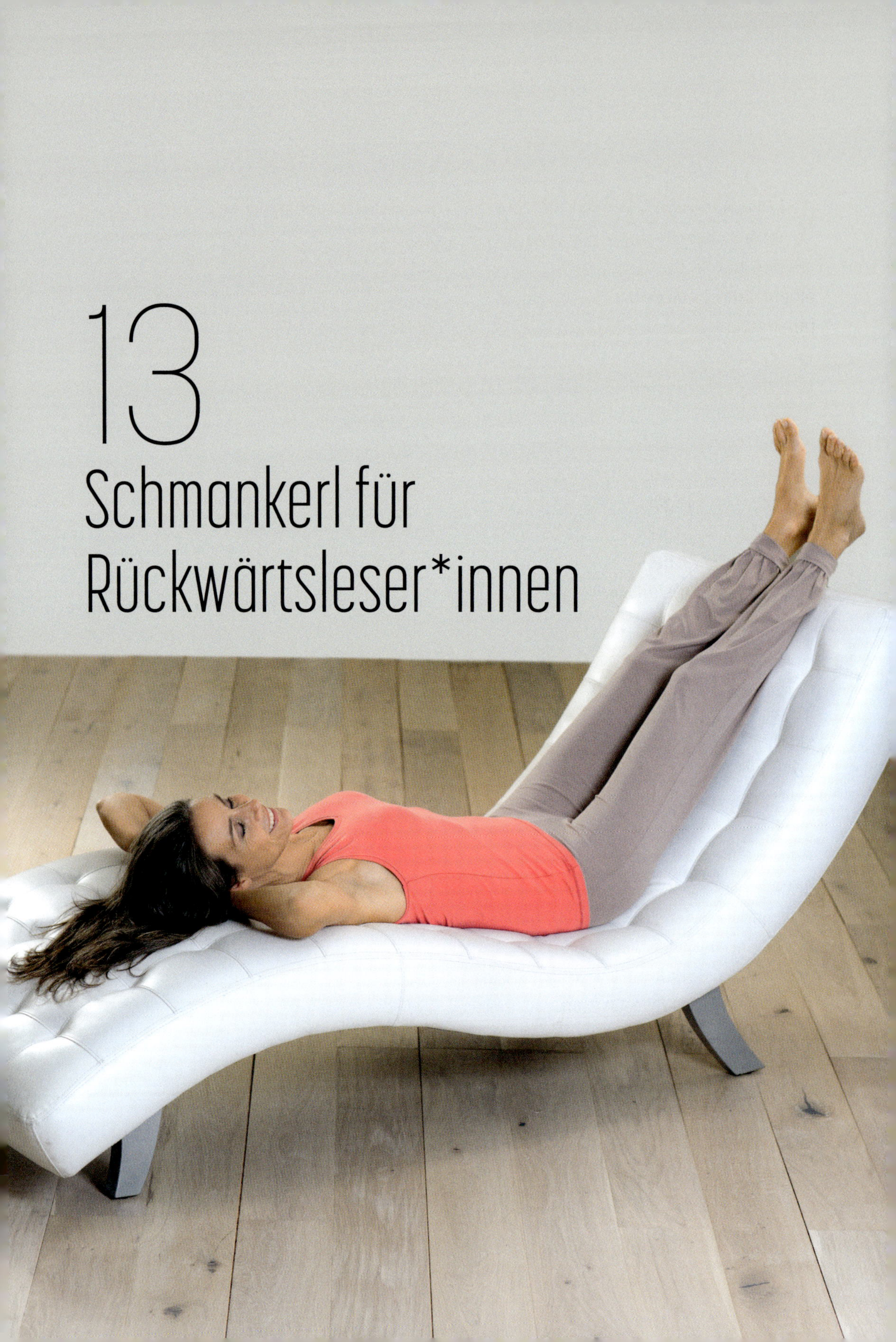

Sie lesen Bücher gerne von hinten? Dann sind Sie hier richtig. Sie haben das ganze Buch von vorne und in einem Zug durchgelesen und wissen nun doch nicht so recht, wie Sie anfangen sollen? Hiergeblieben. Sie haben das Buch durchgearbeitet und wissen nun nicht, wie Sie sich Ihr eigenes Kurzprogramm kreieren können? Probieren Sie dieses hier aus.

1. Grundhaltung – der erste Schritt zum glatten Gesicht

Die Haltung ist der erste Schritt zur Straffheit des Gesichtes. Wenn die Wirbelsäule aufgespannt, der Brustkorb gedehnt ist, der Kopf auf der aufgespannten Wirbelsäule thront, dann kann sich die Muskulatur vernetzen.

- Auf einen Küchenhocker vor einen Spiegel setzen, möglichst vorne am Rand. Die Füße sind hüftschmal auseinander und bilden ein leichtes V. Knie ebenfalls hüftschmal. Handrücken liegen locker auf den Oberschenkeln.

- Sitzbeinhöcker zusammenziehen, das aktiviert die innerste Schicht des Beckenbodens. Gleichzeitig den höchsten Punkt am Kopf nach oben dehnen, bis sich der Rücken lang und leicht fühlt. Mund ganz leicht offen halten.

- Das Zungenende hinten am Gaumen hochziehen und pulsieren, heißt: Richtung Hinterkopf dehnen, lösen, dehnen, lösen. 30-mal wiederholen. Wenn Sie spüren, dass sich dabei die Halsmuskulatur strafft, machen Sie es genau richtig. Diese Aufrichtung und die Zungenstellung beibehalten.

PERFEKT SITZEN

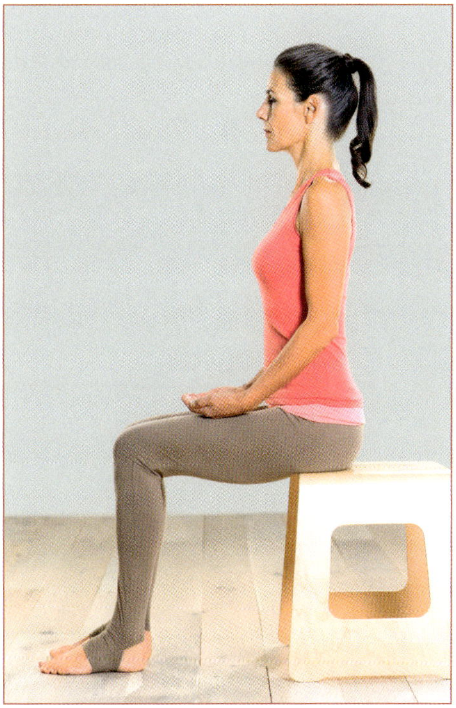

Steht immer am Anfang: die Haltung auf- und ausrichten.

2. Aufspannen und schlafende Muskelriesen wecken

Die »schwimmenden« Mimikmuskeln brauchen Halt. Diesen Halt bekommen sie durch Vernetzung mit den Muskeln am Schädel. So ziehen sie nach hinten oben, statt nach vorne unten der Schwerkraft zu folgen.

• Die linke Hand an den Nacken legen, die rechte über die Stirn. Die linke Hand streicht mit den Fingern kraftvoll auf dem Kopfboden nach oben, die rechte wie ein Rechen von der Stirn zum Hinterkopf. Das aktiviert die Muskulatur am Hinterkopf. Sie hält die Mimikmuskulatur unter Zugspannung. Eine Minute lang ausführen.

• Den Kronenpunkt – das ist die Stelle, an der die Finger beim ersten Übungsschritt zusammentreffen – mit den Fingerspitzen massieren, klopfen, leicht an den Haaren zupfen, was immer Ihnen gefällt, bis Sie ein Kribbeln spüren. Übung eine Minute lang ausführen.

• Stellen Sie sich vor, Sie könnten am Kinn einatmen und durch die Ohrspitzen ausatmen. Tun Sie dies 5-mal. Am Mittelbogen der Oberlippe einatmen, seitlich an den Schläfen ausatmen. 5-mal wiederholen. Am »dritten Auge« einatmen, seitlich am Oberkopf ausatmen, und dies ebenso 5-mal. Das strafft die Stirn.

KRONENPUNKT WECKEN

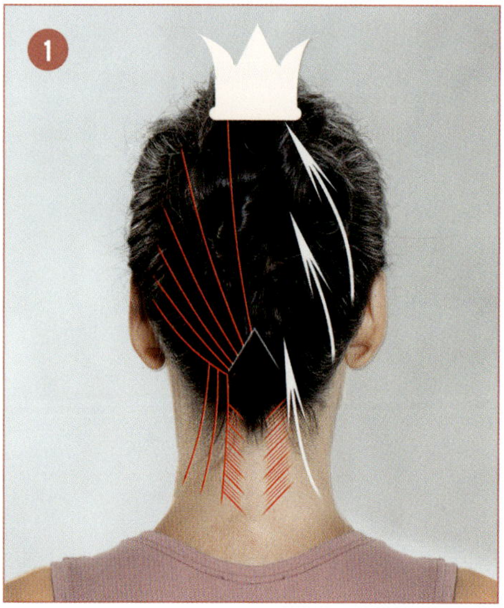

NACKENSTERN WECKEN

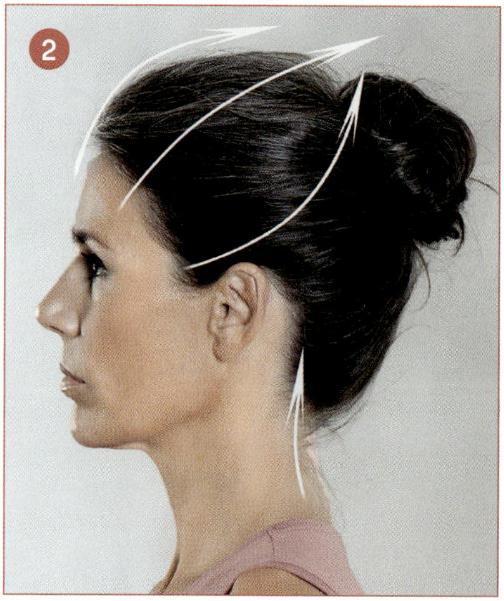

3. Ohrenwackeln für die Schönheit

Kann sein, dass es nicht damenhaft wirkt, die Wirkung auf die Muskulatur ist indes phänomenal: Setzen Sie Ihre Ohren in Bewegung.

• Mit beiden Händen, links und rechts: Den Zeigefinger in das Grübchen gleich hinter dem Ohrläppchen legen. Der Mittelfinger kommt fast automatisch auf einer kleinen Vertiefung vor dem Ohr zu liegen. Nun mit den Fingern die Muskeln, die unter der Haut liegen, ultrazart in Richtung Hinterkopf »pulsieren«, in winzigen Bewegungen die Richtung weisen. 60 bis 100 Pulse.

OHRPUNKTE

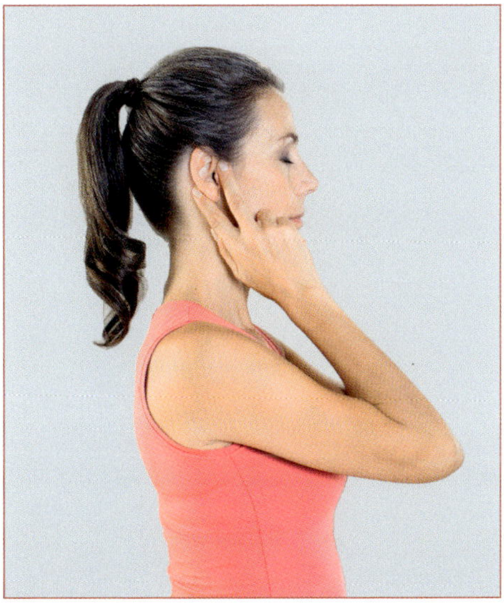

• Zeigefinger auf die kleine Vertiefung vor dem oberen Ohrrand legen. Mittel- und Ringfinger am Haarrand der Schläfen platzieren. Ihre Finger finden die richtigen Punkte, denn da versammeln sich so viele Muskeln! Mit den Fingerspitzen sanft nach hinten oben pulsieren. Spiegelcheck: Die Haut verzieht sich nicht, von außen ist nichts sichtbar.

Ein richtiger Energiekick

Ich bin begeistert von CANTIENICA®-Faceforming. Sämtliche noch so kleine Muskeln in Gesicht und Kopf geraten in Bewegung. Überall bilden sich Vernetzungen, selbst in Mund und Rachen. Das Zusammenspiel der einzelnen Muskeln ist unglaublich. Das Muskeltraining hat eine belebende Wirkung, es ist ein richtiger Energiekick. In wenigen Sekunden ist die Aufspannung da – sei es im Stehen, Sitzen, Liegen, in der Arbeit, unterwegs oder zu Hause auf der Couch. Und schon geht es los mit den Faceforming-Übungen. Das ist fast schon ein Automatismus geworden. Ich kann es nur weiterempfehlen.

Martina, Jahrgang 1966

4. Strahlende Augen, gestraffte Lider

Diese Abfolge trainiert den Ringmuskel, der das Auge umschließt, entfältelt Oberlid und Unterlid, entspannt und glättet die Stirn.

- Die Augen öffnen: Verbinden Sie in Ihrer Vorstellung die inneren Augenwinkel mit einem Faden und verknoten Sie diesen straff an der Nasenwurzel. Die äußeren Augenwinkel werden imaginär am Hinterkopf verknotet.

Es soll sofort ein Öffnen der Augen und eine Straffung der Stirn spürbar sein. Über der Nase den Anfang der Augenbrauen links und rechts nun mit einem gedachten Faden zum Hinterkopf aufspannen. Machen Sie zum Schluss den Spiegelcheck: Stirn dabei entspannt lassen!

- Augen schließen. Nun mit den Wimpern das Oberlid vom Auge wegziehen. Wenn's nicht gleich klappen will: dranbleiben. Kommt schon. Ein Finger, sanft auf das Oberlid gelegt, hilft, den Muskel wahrzunehmen. 100-mal wiederholen.

- Mit den Wimpern das Unterlid vom Auge wegziehen.

- Konzentrieren Sie sich in der Vorstellung auf Wimper um Wimper – und erschrecken Sie nicht, wenn Sie morgen Muskelkater um die Augen haben!

AUGENMASKE

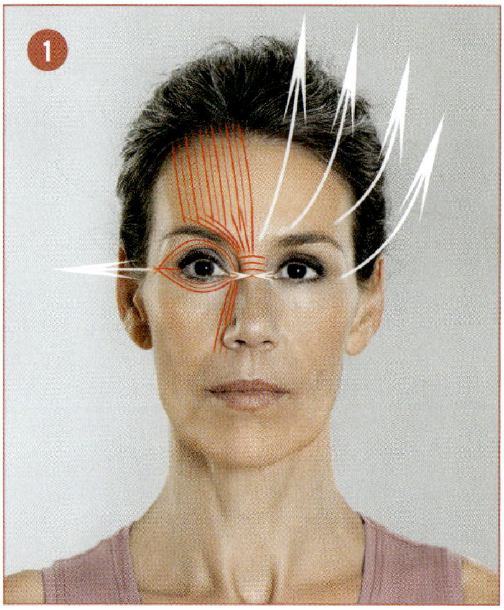

TARZANWIMPERN

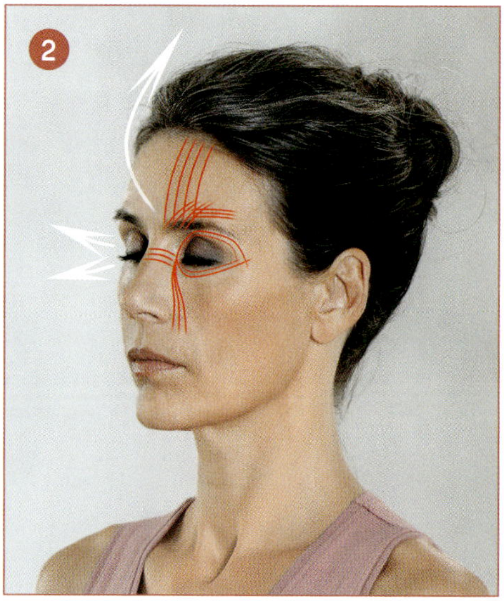

5. Lippen füllen, Oberlippe glätten, Nasolabialfalte straffen

Das Grundprinzip von Faceforming ist »Zug-Gegenzug«: Gedehnte Muskeln sind straffe Muskeln. Diese »Dehnspannung« der Muskeln glättet die Haut, die darüberliegt.

• Das Zungenende liegt am Gaumen, die Lippen sind leicht geöffnet und vollkommen entspannt. Legen Sie die Außenseiten der Hände so auf, dass sie das Kinn mit dem Ohr verbinden. Nun versuchen Sie, einerseits die Lippen von den Zähnen weg nach vorne zu dehnen, als wollten Sie eine Luftfee küssen, gleichzeitig dehnen Sie die Ohren in die Gegenrichtung nach hinten. Einfach dranbleiben, dann klappt es auch. Wiederholen, bis Sie Muskelkater kriegen.

• Steigerung: Pulsieren Sie nun auch noch mit dem Zungenende am Gaumen (wie in Übung 1).

• Noch mehr Steigerung: Die Augen schließen und mit den Wimpern die Augenlider vom Auge wegdehnen. Mit ein bisschen Übung können Sie die Punkte 1 bis 3 miteinander verbinden und so innerhalb von zwei Minuten jede Müdigkeit aus Ihrem Gesicht heraus zaubern.

BLITZLIFTING

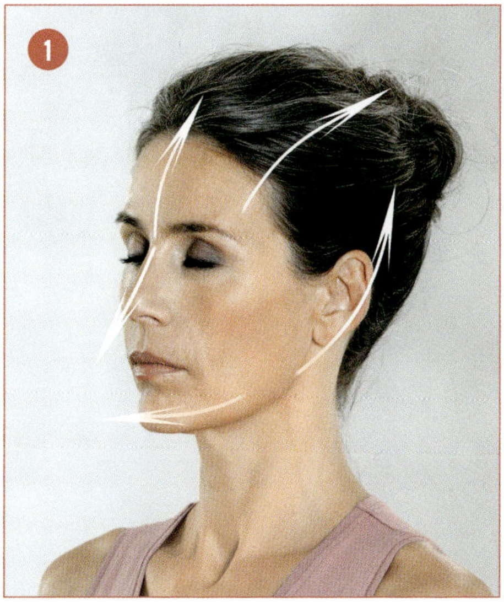

ZUNGENPULS

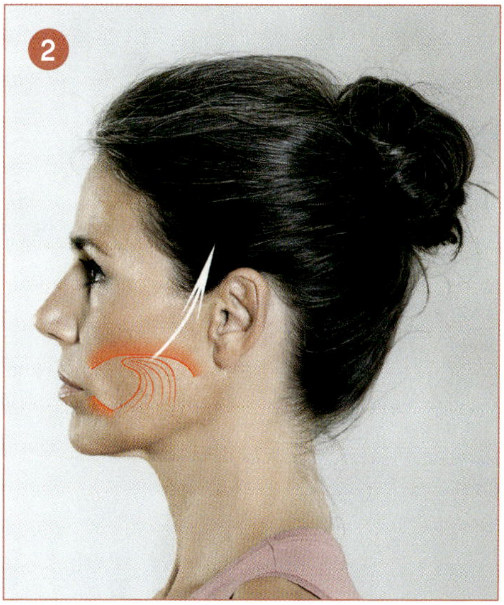

1. Für die Haltung

Sie haben das Buch gelesen und brauchen nur noch Erinnerungshilfen für die Übungen? Hier kommen jetzt Ihre Spickzettel. Das Wichtigste für Ausstrahlung und ein frisches Gesicht ist die Haltung. Trainieren Sie dieses Grundprogramm mindestens zweimal pro Woche.

PERFEKT SITZEN S. 45f.

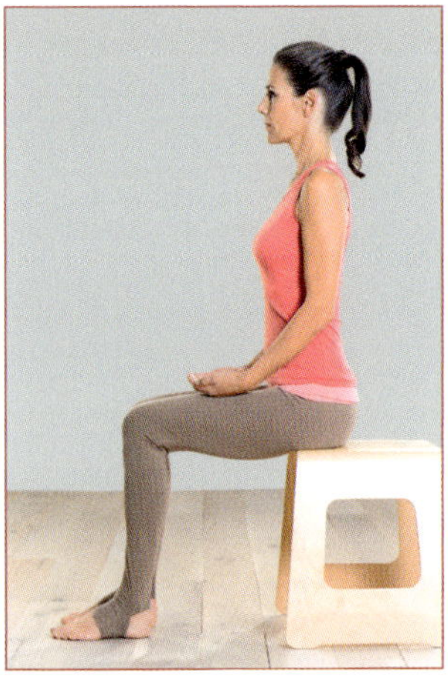

SUPERPULS S. 87f.

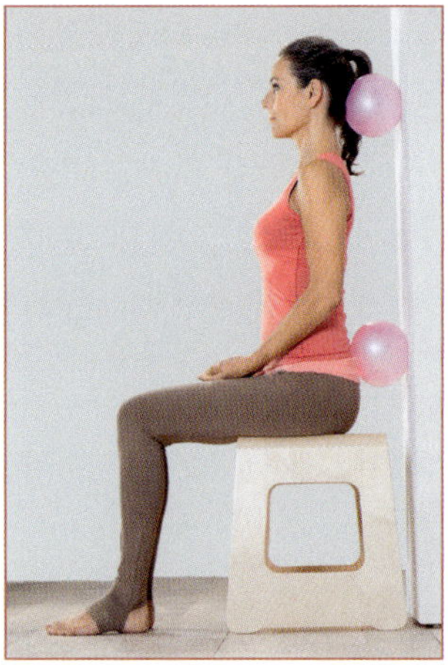

ARMHÖRNCHEN IM SITZEN S. 125f.

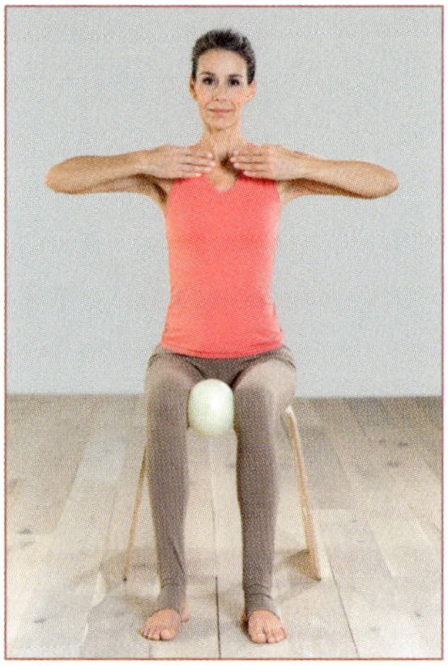

BIZEPSSCHRAUBE BEWEGT S. 127

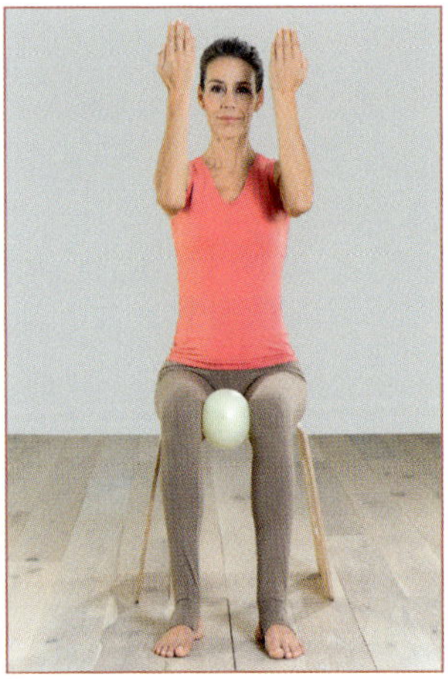

ARMHÖRNCHEN NACH HINTEN S. 128f.

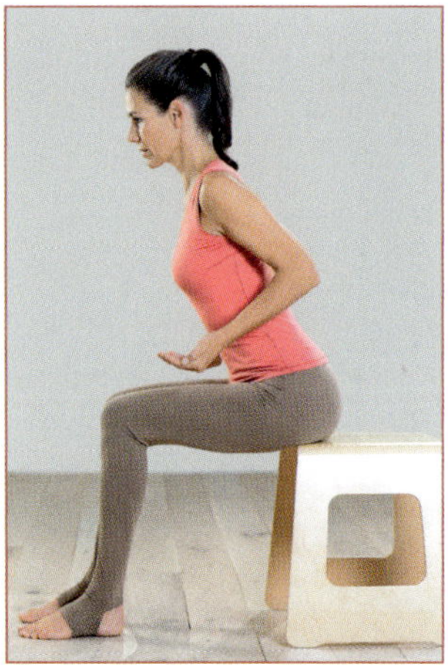

WONDERBRA S. 131f.

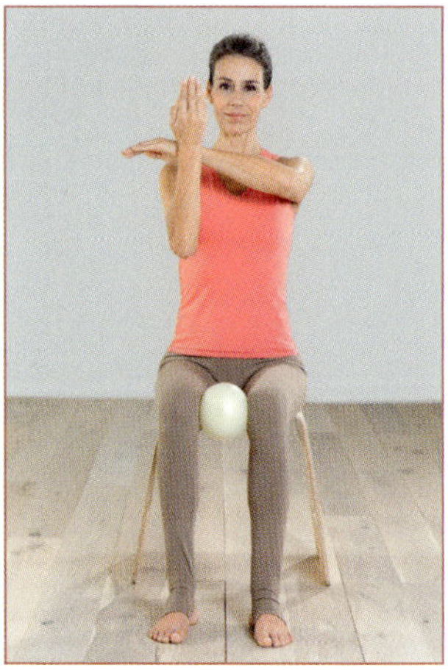

BRUSTWIRBELTWIST S. 133

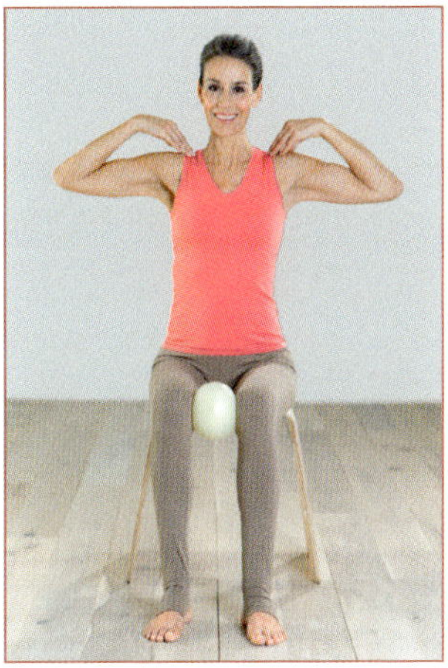

SCHMETTERLINGSARME S. 134

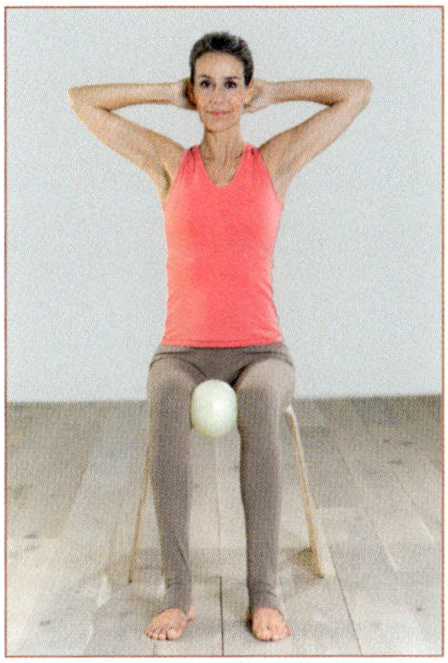

KOPFUNTER S. 135

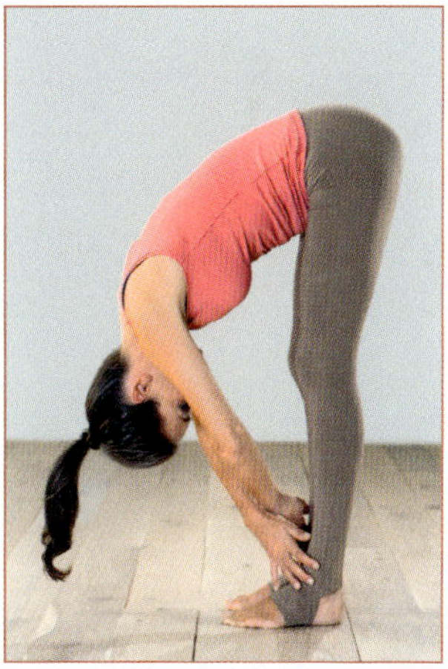

BRUSTTURM S. 136f.

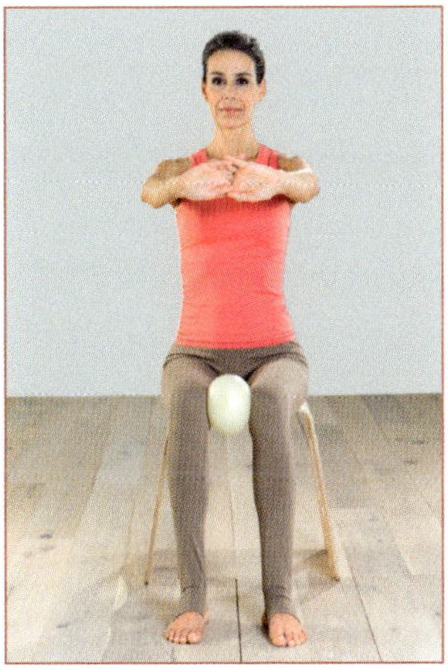

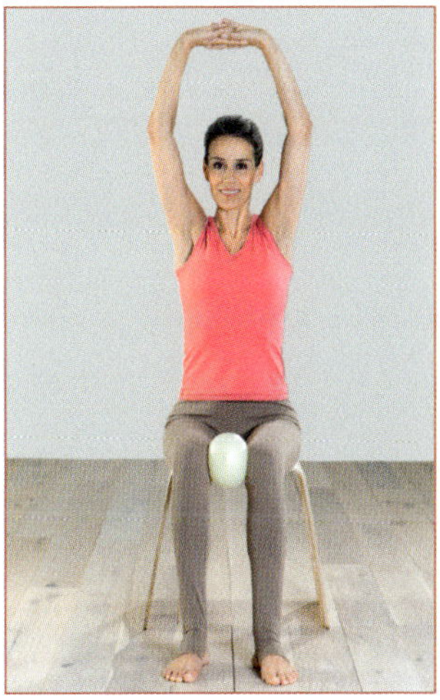

PERFEKT LIEGEN S. 77/99

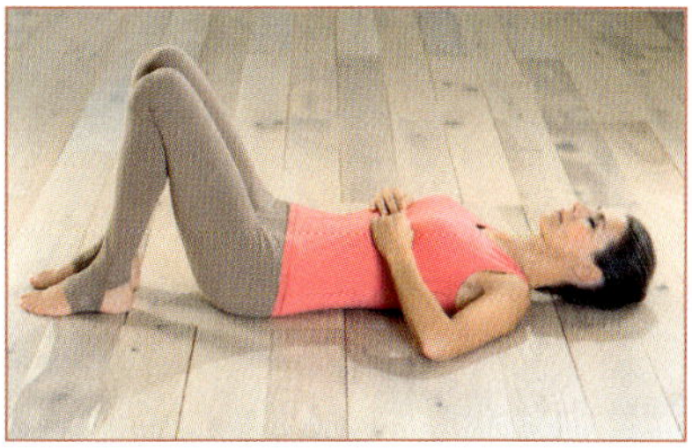

HOCHTURM S. 137

2. Knochen dehnen

Mit diesen Übungen können Sie die Knochen Ihres Brustkorbes dehnen und formen. Daran sind immer auch die Muskeln beteiligt. Für ein schönes Dekolleté, einen langen, straffen Hals. Die Ballonübungen zaubern sofort Fülle und Straffheit ins Gesicht. Empfehlung: zweimal pro Woche.

BRUSTBEIN VERLÄNGERN S. 65

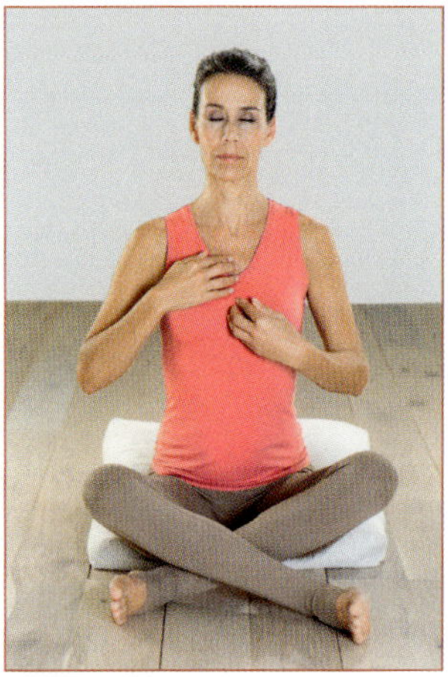

SCHLÜSSELBEINE DEHNEN S. 65

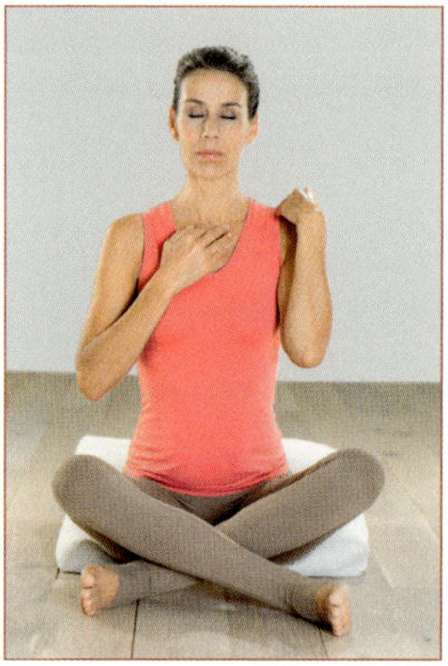

RAUM FÜR DIE RIPPEN IM SITZEN S. 65

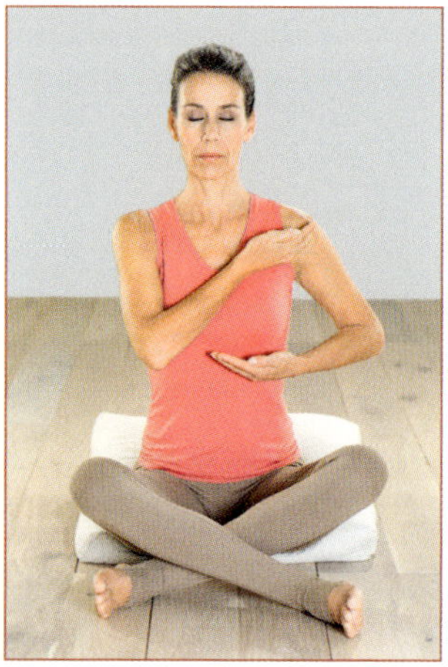

VOLUMEN SCHAFFEN S. 60

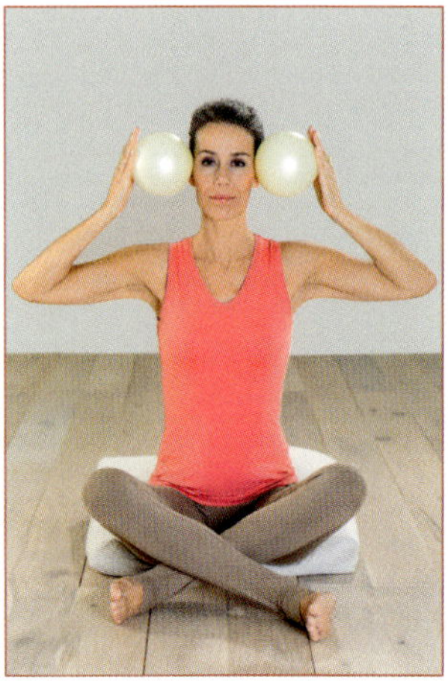

FÜLLE S. 60

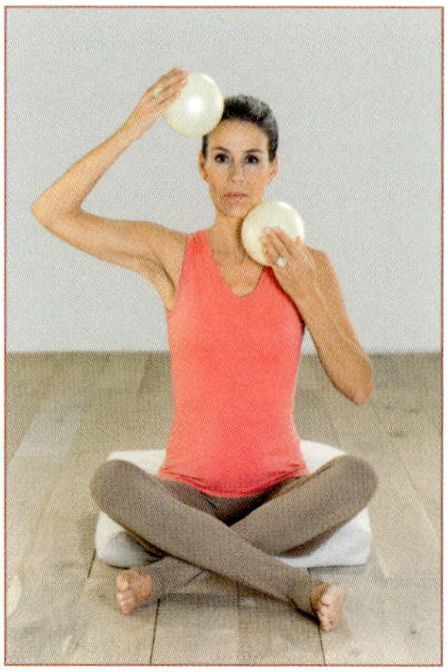

AUSDRUCK S. 60

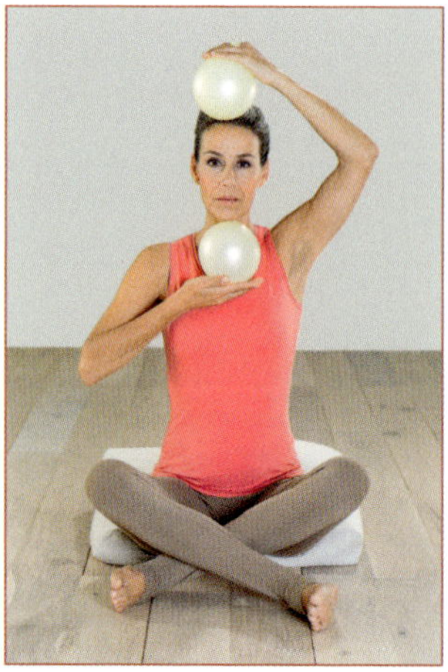

3. Ausrichtung der Schädelknochen

Die Kopfübungen sorgen für Symmetrie der Gesichtshälften. Sie positionieren den Kopf perfekt auf dem Atlas und beugen so Spannungskopfschmerzen vor. Empfehlung: bis die Schädelknochen ihre Ausdehnung gefunden haben, dreimal pro Woche.

KINN ZU SCHLÄFE S. 52

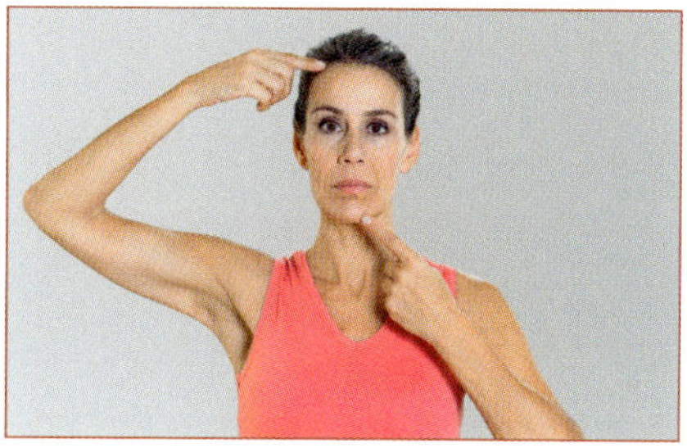

ATLAS ZU HINTERKOPF S. 53

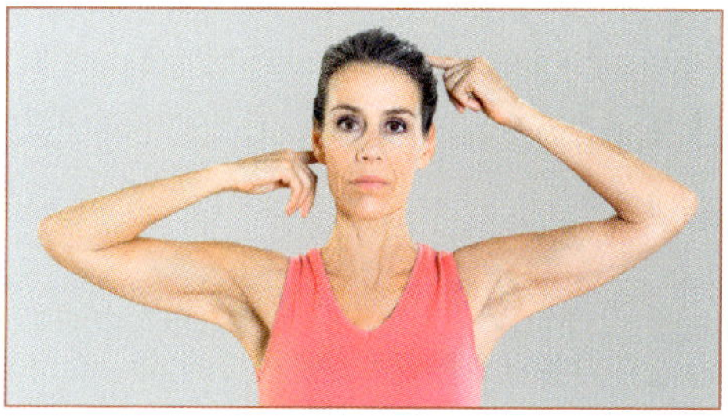

KINN ZU HINTERKOPF S. 54

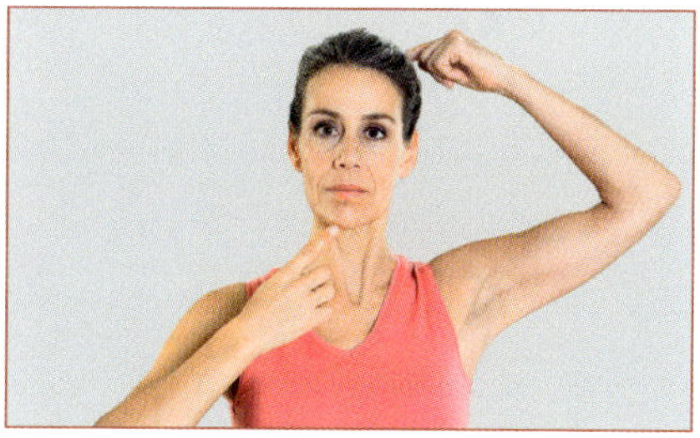

MUNDPARTIE S. 58

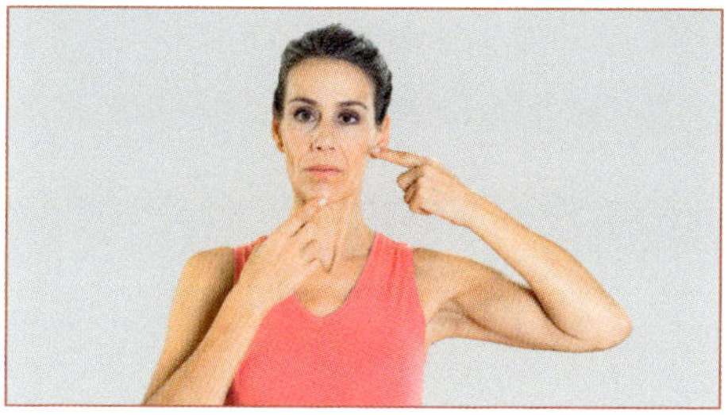

GESICHTSMITTE S. 58

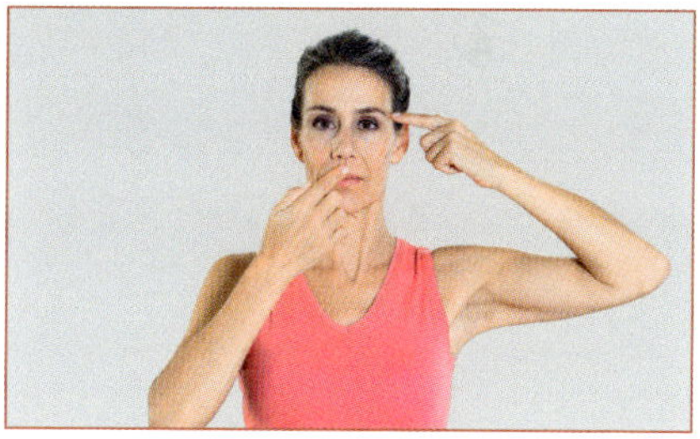

GANZE STIRN S. 59

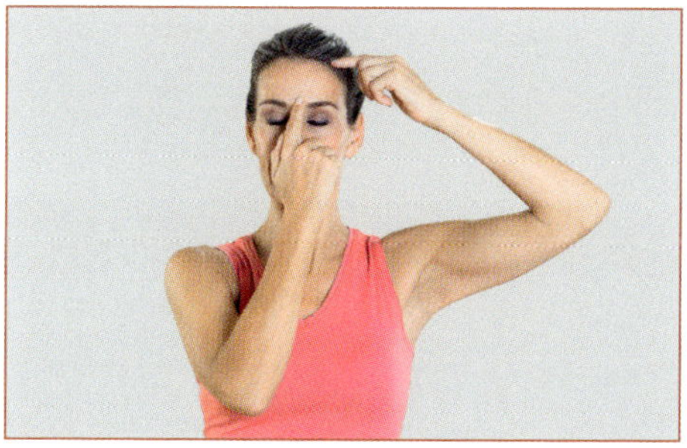

4. Muskeln wecken

Zeigen Sie Ihren Muskeln den Weg zu Straffheit: Diese Übungen wecken die schlafenden Muskeln an Hinterkopf und Kronenpunkt. Das Prinzip von Zug und Gegenzug strafft sofort. Empfehlung: drei Wochen lang jeden zweiten Tag oder bis sich die Muskeln »automatisch« aktivieren. Von da an nur noch, wenn Ihnen danach ist.

KRONENPUNKT WECKEN S. 89

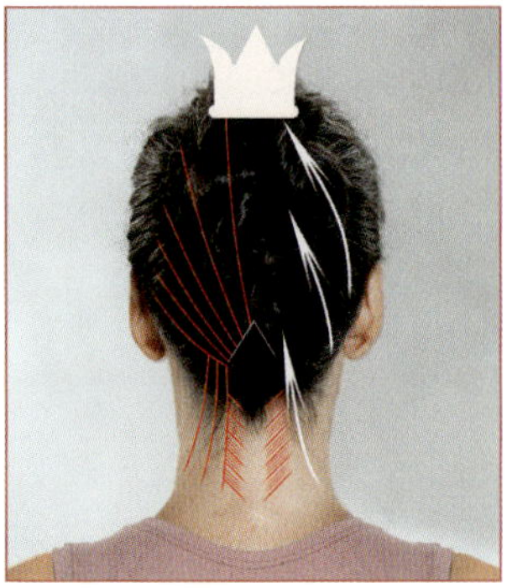

HALS MACHT MIT S. 100

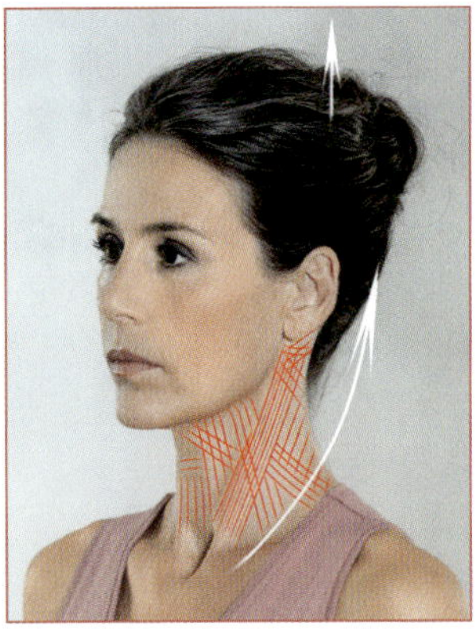

ZUNGENPULS S. 151

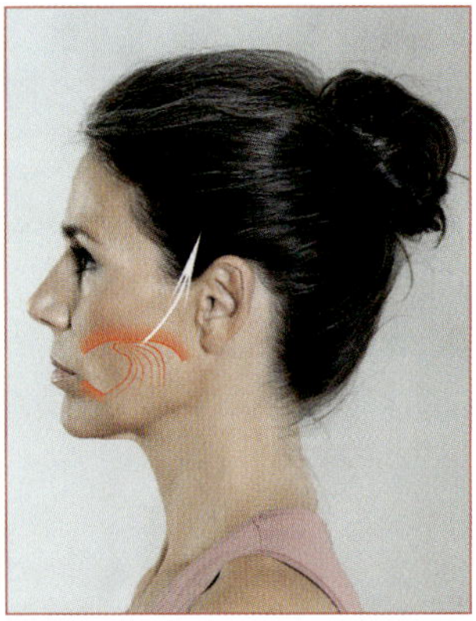

BLITZLIFTING S. 151

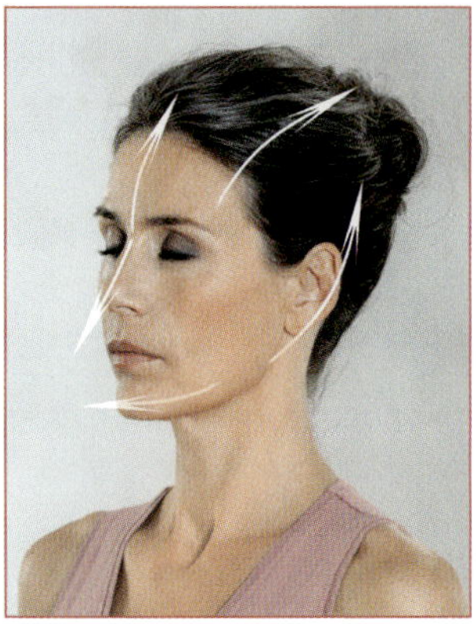

DOPPELZUG S. 47/106

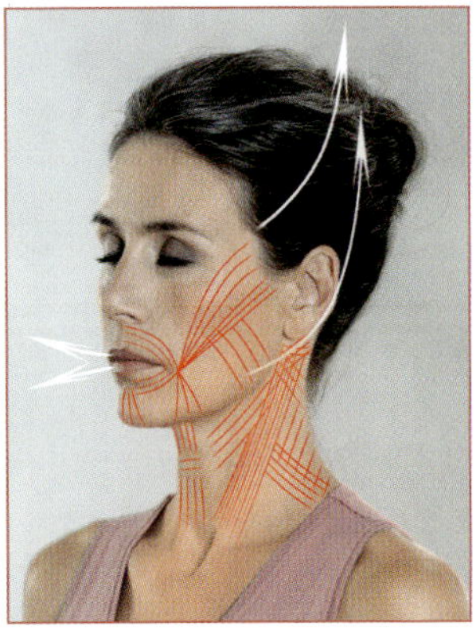

LEICHTHAUPT S. 83

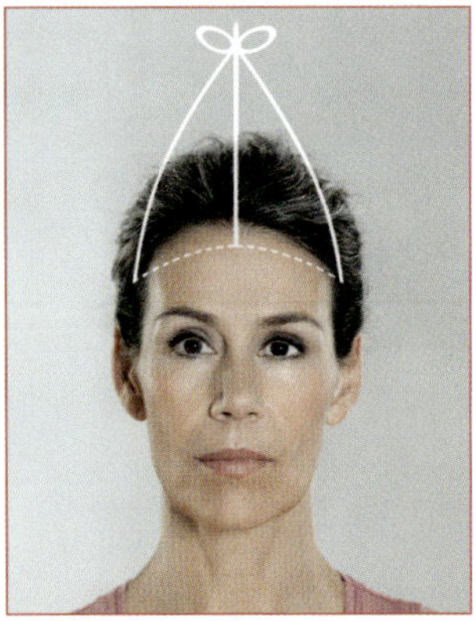

LEICHTHAUPT S. 83

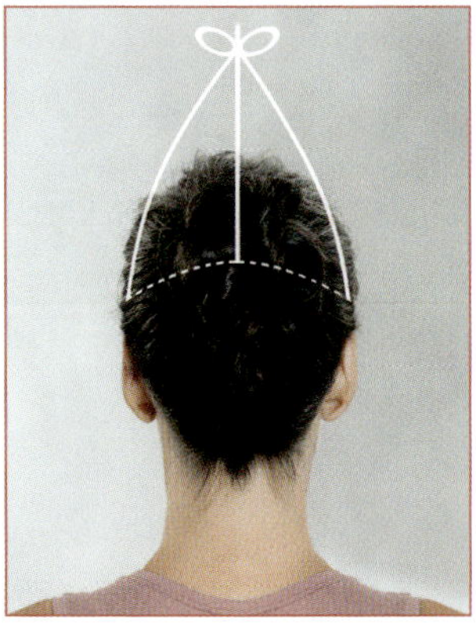

5. Rahmenpunkte

Entlang der Haarlinie liegen potente Muskelpunkte, die Ihre Mimikmuskulatur mit der Haltemuskulatur am Hinterkopf verbinden. Meine Empfehlung lautet: die ersten drei Wochen lang intensiv trainieren, mindestens dreimal pro Woche. Von da an im Schnelldurchlauf ausführen, bevor Sie sich an Ihre persönliche Herausforderung machen.

OHRPUNKTE S. 30/90

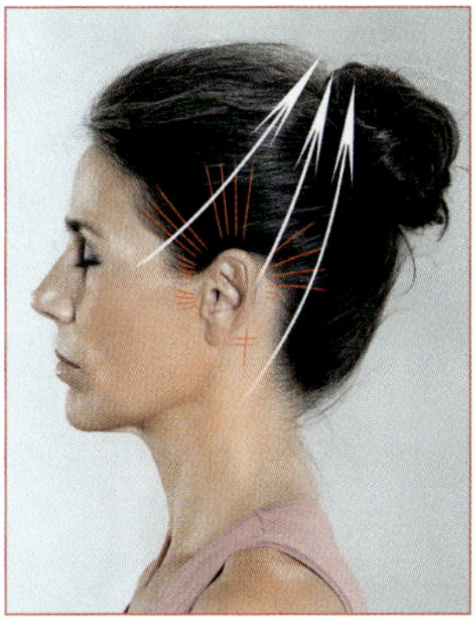

NACKENSTERN S. 49f.

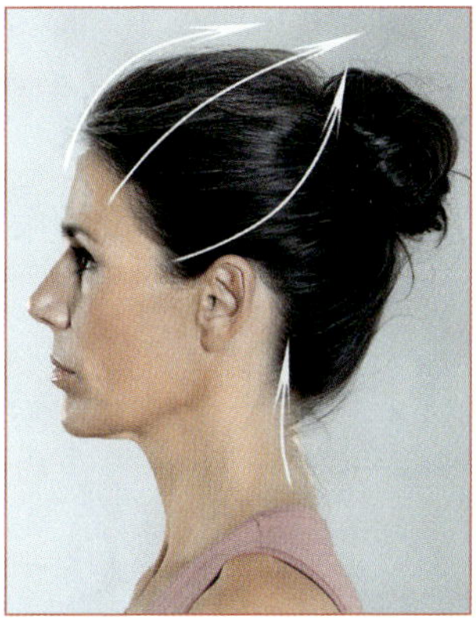

BRAUENHEBER S. 90

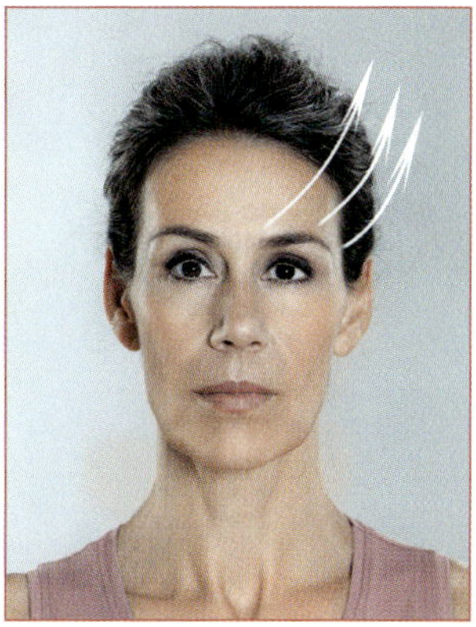

OHRPUNKTE FINDEN S. 93

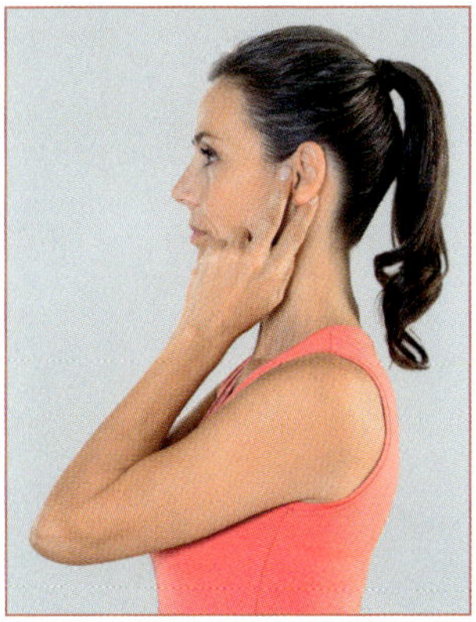

TURBANGRIFF S. 94

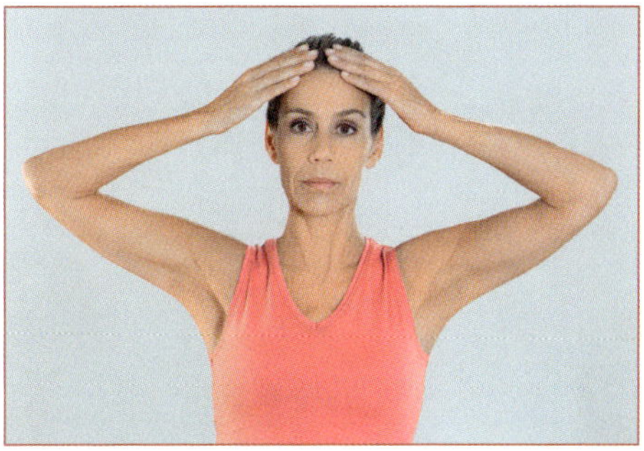

6. Feinarbeit Stirn, Schläfen, Nase

Das Prinzip von Zug und Gegenzug wirkt, wenn Sie die Braue anheben und die Nase dehnen. Die Kunst ist, dabei die Stirn nicht in Falten zu legen. Mit diesen Übungen klappt's. Empfehlung: drei- bis fünfmal pro Woche, bis die Muskeln von selber so arbeiten.

ANTIZORN S. 116

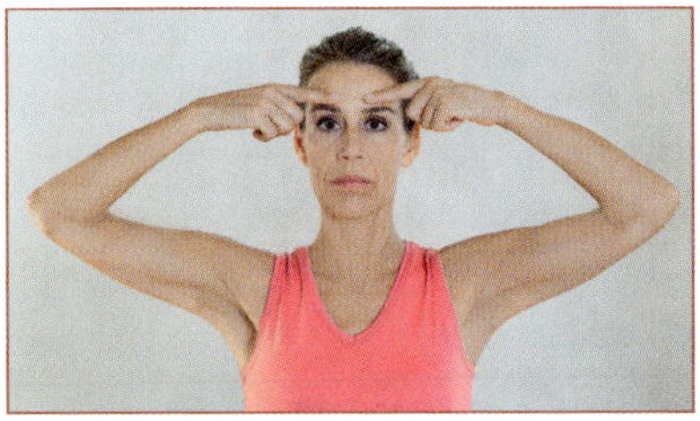

AUGENÖFFNER S. 117

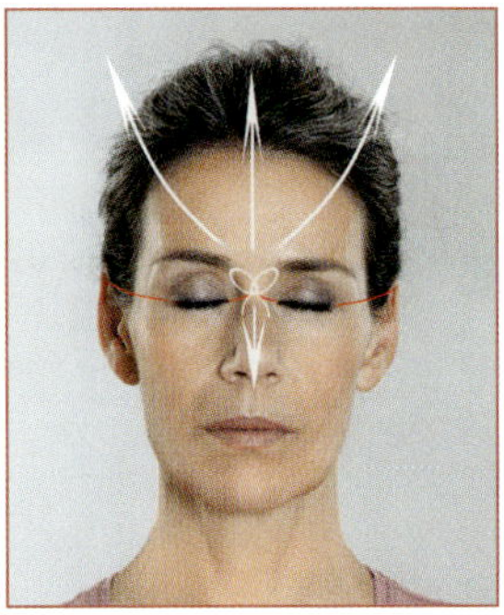

NASEWEIS S. 118

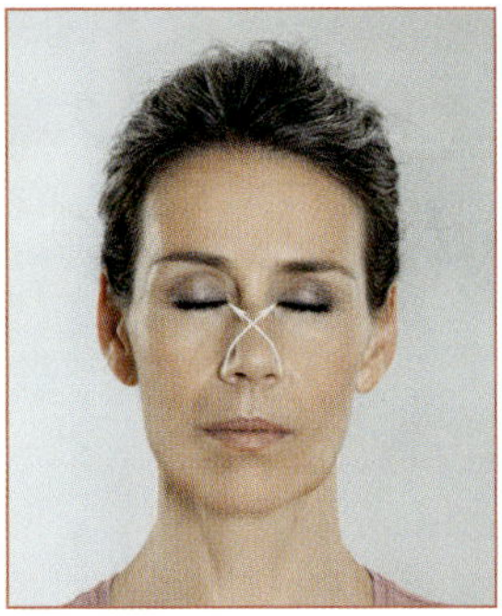

7. Feinarbeit Augenpartie

Die Übersicht über die wichtigen Übungen für die inneren Augenmuskeln, die Muskeln der Augenlider und der umliegenden Nachbarn. Meine Empfehlung: die ersten drei Wochen regelmäßig, drei- bis fünfmal. Von dem Zeitpunkt an, wann immer Sie die Erfrischung brauchen.

AUGENMASKE S. 101

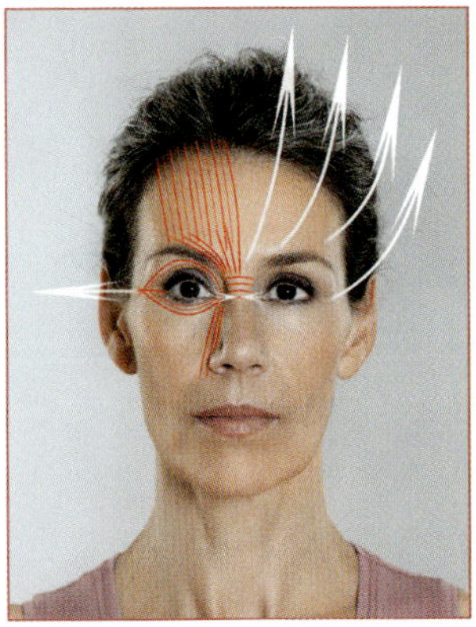

AUGENSPANNUNG S. 102

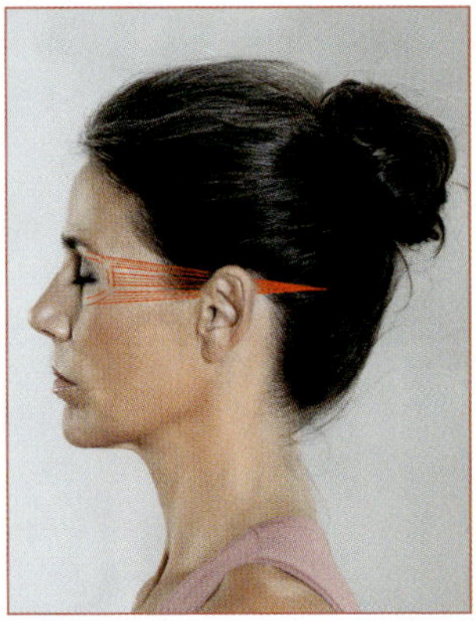

TARZANWIMPERN S. 103

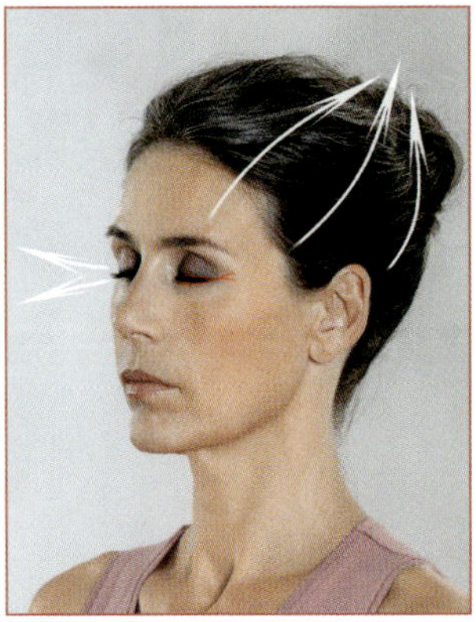

8. Feinarbeit Kinn, Mund, Wangen

Nase, Lippen, Wimpern ziehen nach vorne, die Ohren, die Stirn und die Wangenmuskeln nach hinten oben. Diese Übungen zaubern sofort Fülle in Ihr Gesicht. Meine Empfehlung lautet: Täglich ausführen. Möglichst schnell in den Alltag einbauen und nie mehr vergessen.

AUFSPANNUNG TOTAL S. 31

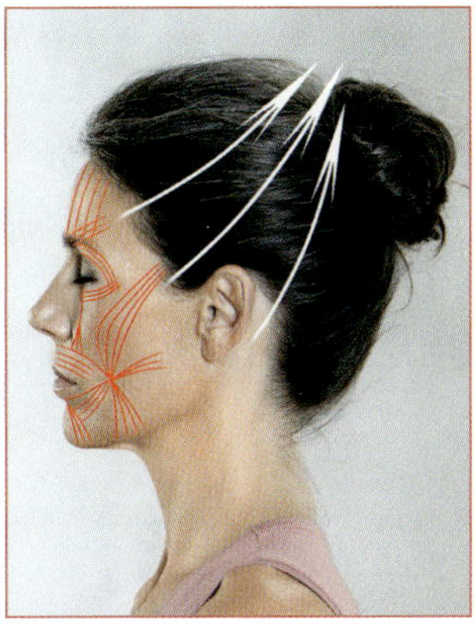

DOPPELZUG S. 106

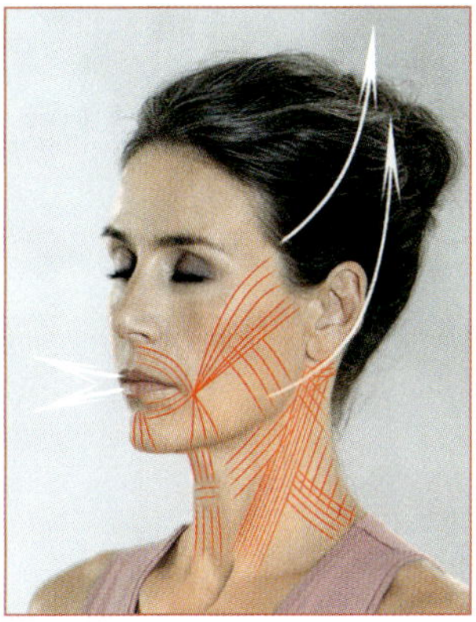

HANDLANGER S. 107

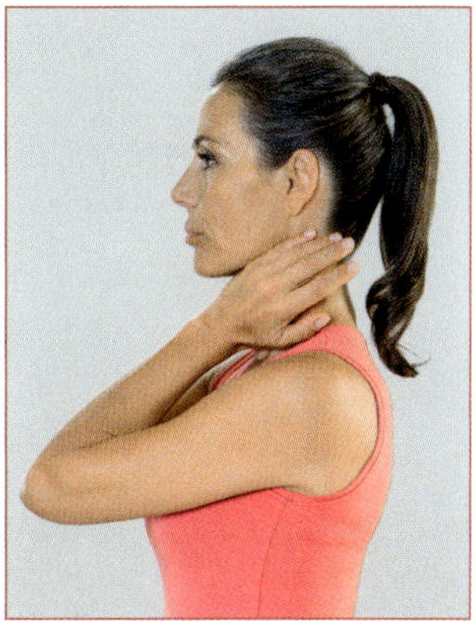

MUNDFÜLLER S. 109

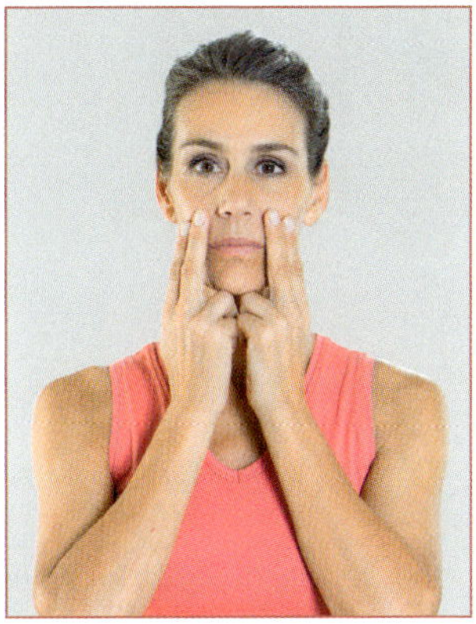

Anatomisches Glossar für interessierte Profis

DIESE GELENKE UND KNOCHENVERBINDUNGEN WERDEN MIT CANTIENICA®-FACEFORMING MOBILISIERT

Articulatio temporomandibularis Kiefergelenk

Atlas Erster Halswirbel, Kopfträger

Axis Zweiter Halswirbel; wichtiger »Assistent« des Atlas

Mandibula Unterkiefer

Os ethmoidale Siebbein; in der Mitte der Schädelbasis liegend

Os frontale Stirnbein

Os hyoideum Zungenbein

Os nasale Nasenknochen

Os occipitale, Condylus occipitalis Hinterhauptbein und Gelenkfortsatz des Hinterhauptbeins

Os palatinum Hinterer Teil des Gaumenknochens

Os sphenoidale Keilbein; filigraner Knochen der Schädelbasis

Os temporale Schläfenbein

Processus styloideus (ossis temporalis) Griffelfortsatz des Schädelbeines; hochempfindliche kleine »Gelenksantenne« für den ganzen Körper

Tuberculum pharyngeum Verbindungshöcker zum Altas am Hinterhauptbein

Vomer Pflugscharbein; Knochen in der Mittellinie der Nasenhöhle

MIMIKMUSKELN

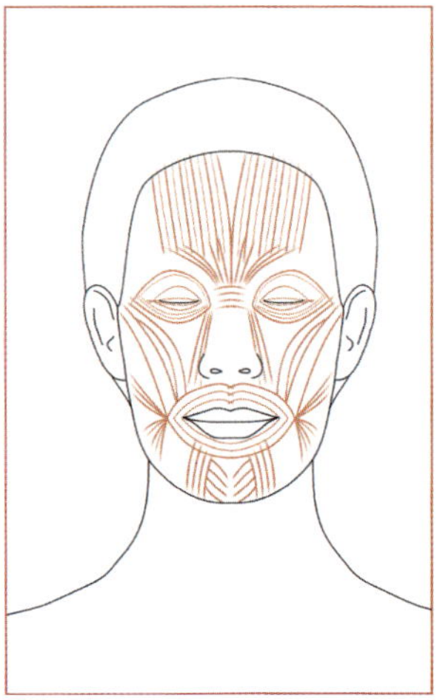

HALS UND OHREN

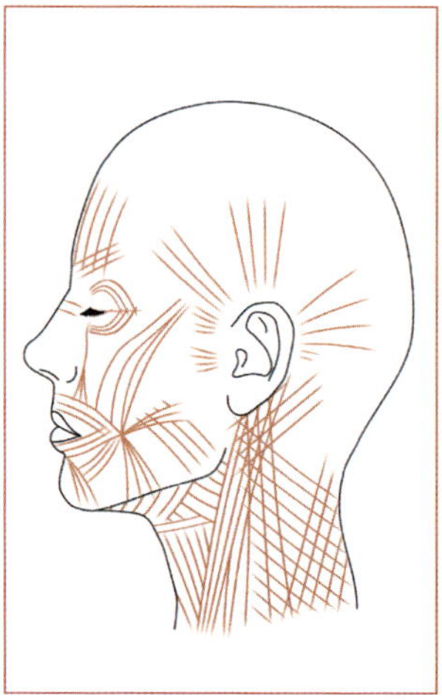

NACKENSTERN

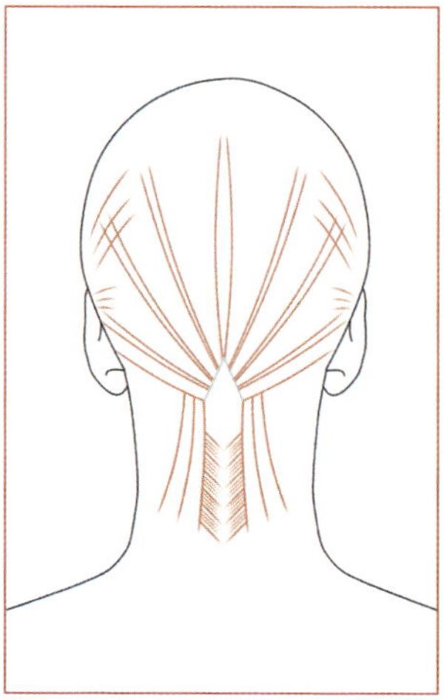

DIESE MUSKELN WERDEN MIT CANTIENICA®-FACEFORMING VERNETZT

Fascia temporalis Bindegewebshülle an der Außenseite des Schläfenmuskels

Galea aponeurotica Sehnenhaube des Kopfes

Musculus auricularis superior Oberer Ohrmuskel, oberer Ohrmuschelmuskel; rudimentärer, zum oberen Teil der Ohrmuschel ziehender Muskel

Musculus auricularis anterior Vorderer Ohrmuskel

Musculus auricularis posterior Hinterer Ohrmuskel

Musculus buccinator Wangenmuskel; mimischer Gesichtsmuskel; zieht die Mundwinkel nach der Seite und strafft die Wangen

Musculi bulbi Gesamtheit der äußeren den Augapfel bewegenden Augenmuskeln

Musculi capitis Alle Kopfmuskeln

Musculus chondroglossus Knorpel-Zungen-Muskel; zieht die Zunge zurück

Musculus compressor naris Teil des Musculus nasalis; verengt das Nasenloch, zieht die Nasenflügel abwärts

Musculus corrugator supercilii Stirnrunzler; mimischer Muskel; liegt unter der Augenbraue; zieht die Stirnhaut zusammen und bewirkt die senkrechten Falten zwischen Nasenwurzel und Augen

Musculus depressor anguli oris Mundwinkelsenker; mimischer dreieckiger Muskel, der den Mundwinkel herabzieht

Musculus depressor labii inferioris Unterlippensenker; mimischer viereckiger Muskel, der die Mundwinkel nach unten zieht

Musculus depressor septi nasi Mimischer Muskel; zieht die Nasenspitze und die Nasenscheidewand nach unten

Musculus depressor supercilii Senker der Augenbraue und Herabzieher der Stirn; die Augenbrauen nach unten ziehender mimischer Gesichtsmuskel

Musculus digastricus Doppelbauchiger Unterkiefermuskel; hebt das Zungenbein und zieht den Unterkiefer nach unten

Musculus dilatator naris Das Nasenloch erweiternder mimischer Muskel

Musculus epicranius Muskel des Schädeldachs; Sammelbezeichnung für Venter frontalis und Venter occipitalis (Musculi occipitalis) und für den Musculus temporoparietalis

Musculi faciales et masticatores Gesamtheit der Gesichts- und Kaumuskeln

Musculi genioglossus, hyoglossus Kinn-Zungen-Muskeln; ziehen die Zunge nach vorn und abwärts

Musculus hyoglossus Zieht vom Zungenbein zu den lateralen Rändern der Zunge

Musculus incisurae helicis Am Ohrleisteneinschnitt verlaufende Muskelfaser

Musculus levator anguli oris Mundwinkelheber; gehört zu den mimischen Gesichtsmuskeln; hebt die Mundwinkel, zieht sie nach oben

Musculus levator labii superioris Oberlippenheber oder Mundwinkelheber, mimisch; hebt die Oberlippe seitlich

Musculus levator labii superiores alaeque nasi Gehört zur Mimikmuskulatur; hebt die mittlere Oberlippe und den Nasenflügel

Musculus levator veli palatini Hebt das Gaumensegel

Musculus masseter Kaumuskel; Muskelplatte zwischen dem unteren Rand des Jochbeins und dem Kieferwinkel; zieht den Unterkiefer aufwärts und nach vorn und unterstützt den Kauakt

Musculus mentalis Kinnmuskel; mimischer Muskel, der in die Haut des Kinns ausstrahlt und diese zusammenzieht

Musculus mylohyoideus Mundbodenmuskel, hilft beim Kauen und Schlucken

Musculus nasalis Nasenmuskel und Nasenrückenmuskel; zusammenfassende Bezeichnung für Musculus compressor naris und Musculus dilatator naris

Pars transversa/pars cularis Quer verlaufender Teil des Nasenmuskels, der das Nasenloch verengt

Musculus nasalis externus Äußerer Nasenmuskel

Musculus occipitofrontalis In den das Hinterhaupt und Stirnbein bedeckenden Teil der Kopfschwarte einstrahlender Muskel

Musculus orbicularis oris (oculi) Ringmuskel des Mundes; bildet den Lippenwulst, der den Mund schließt und zuspitzt und der an den mimischen Mundbewegungen beteiligt ist

Pars labialis/pars marginalis Hauptteil des ringförmigen Mundmuskels an den Lippen/unter dem Lippenrot gelegener Teil des Mundmuskels

Musculus orbitalis Augenhöhlenmuskel; schiebt den Augenbulbus etwas nach vorn

Musculus palatoglossus Gaumen-Zungen-Muskel

Musculus pterygoideus lateralis Äußerer Flügelmuskel; vom Keilbein zum Gelenk und zum Gelenkfortsatz des Unterkiefers ziehender Muskel, der den Unterkiefer nach vorn und seitwärts bewegt und am Kauakt beteiligt ist

Musculus pterygoideus medialis Innerer Flügelmuskel; vom Keilbein zur Innenseite des Unterkieferastes ziehend

Raphe pterygomandibularis Sehnenband zwischen Musculus buccinator und Musculus constrictor pharyngis superior, das ein übermäßiges Auseinanderklaffen der beiden Kiefer verhindert

Musculus obliquus auriculae Schräger Muskel der Ohrmuschel, rudimentärer Muskel im Bereich der oberen Hälfte der Ohrmuschel

Musculus obliquus capitis inferior Unterer schräger Kopfmuskel, vom Axisdornfortsatz zum Querfortsatz des Atlas ziehender Muskel, der an der Drehbewegung von Atlas und Kopf beteiligt ist

Musculus obliquus capitis superior Oberer schräger Kopfmuskel; vom Atlasquerfortsatz zum Hinterhauptbein ziehender Muskel, der das Hinterhaupt nach hinten zieht und den Kopf seitlich dreht

Musculus obliquus inferior Unterer schräger Augenmuskel; an der Schläfenseite des Augapfels ansetzender Muskel der unteren Augenhöhle, der das Auge nach oben und seitwärts dreht

Musculus obliquus superior Oberer schräger Augenmuskel; von der Augenhöhle oberhalb des Sehlochs ausgehender, an der Sclera (Lederhaut) ansetzender Muskel, der das Auge nach unten und seitwärts dreht

Musculus orbicularis oculi Augenringmuskel; Muskel des oberen und unteren Augenlids; schließt das Lid und sorgt für die Benetzung des Auges mit Tränenflüssigkeit durch Druck auf den Tränensack

Pars lacrimalis Teil des ringförmigen Augenschließmuskels, der die Lider schließt und den Tränensack erweitert

Pars orbitalis Ringförmig um den Augenhöhlenrand verlaufender Teil des Augenringmuskels; schließt die Lider und runzelt Augenbrauen und Stirn

Pars palpebralis Kleinerer, unter der Sehne des Musculus levator palpebrae gelegener Teil der Tränendrüse

Palpebra superior, Palpebra inferior Oberlid, Unterlid

Musculus levator palpebrae superioris Innerer Oberlidheber

Musculi palati et faucium Muskeln des weichen Gaumens und der Rachenenge

Musculus palatoglossus Gaumen-Zungen-Muskel, vom Gaumenbogen ausgehend; hebt die Zunge und verengt den Gaumen

Musculus palatopharyngeus Muskel des hinteren Gaumenbogens; wirkt beim Schluckakt mit

Musculus procerus Vom Nasenrücken ausgehender fächerförmiger Stirnhautmuskel, der die Stirnhaut nach unten zieht und die tiefe Querfalte an der Nasenwurzel hervorruft

Musculus rectus capitis anterior Vorderer gerader Kopfmuskel; vom Querfortsatz des Atlas zum Basilarfortsatz des Hinterhauptbeins ziehender kräftiger Muskel, der den Kopf nach vorne beugt

Musculus rectus capitis lateralis Seitlicher gerader Kopfmuskel zwischen dem Querfortsatz des Atlas und dem Jugularfortsatz des Hinterhauptbeins; beugt den Kopf seitwärts

Musculus rectus capitis posterior minor Kleiner hinterer gerader Kopfmuskel; erstreckt sich zwischen dem dorsalen Atlasbogen und dem Hinterhauptbein; streckt den Kopf und zieht ihn nach hinten

Musculi rectus lateralis, rectus superior, rectus medialis, rectus inferior; Musculus levator palpebrae superioris; Musculi obliquus inferior, obliquus superior Augenmuskeln

Musculus risorius Lachmuskel; gehört zur mimischen Muskulatur, strahlt in den Mundwinkel ein und verbreitert die Mundspalte

Musculi rotatores Sammelbezeichnung für die Drehmuskeln des Halses, der Brust und der Lenden

Musculus semispinalis capitis Halbdornmuskel des Kopfes zwischen den Querfortsätzen des fünften und sechsten Rippenwirbels und dem Hinterhauptbein; zieht den Kopf nach hinten und ist an der Aufrechterhaltung der Wirbelsäule beteiligt

Musculus semispinalis cervicis Halbdornmuskel des Halses; verläuft zwischen den Querfortsätzen der oberen Brustwirbelkörper und den Dornfortsätzen der Halswirbelkörper, streckt die Halswirbelsäule und dreht sie seitwärts

Musculus splenius capitis Riemenmuskel des Kopfes; verbindet den Kopf mit dem Hals, zum Drehen und Wenden

Musculus sternohyoideus Halsmuskel; verbindet das Brustbein und das Zungenbein

Musculus styloglossus Vom Griffelfortsatz des Schläfenbeins zum seitlichen Zungenrand ziehender Muskel; er hebt die Zungenwurzel nach hinten und oben

Musculus stylohyoideus Vom Griffelfortsatz zum Zungenbein ziehender Muskel; er zieht das Zungenbein nach hinten oben

Musculus stylopharyngeus Vom Griffelfortsatz des Schläfenbeins zur Schlundwand und zum Kehlkopf ziehender Rachenmuskel, der den Schlund erweitert

Musculi suboccipitales Gesamtheit der unterhalb des Hinterhauptbeins gelegenen Muskeln

Musculus tarsalis inferior/superior Unterer/oberer Augenlidmuskel; zum Lidknorpel der Augenlider ziehende Muskeln, die die Lidspalte erweitern

Musculus temporalis Schläfenmuskel; von der Schläfengrube zum Muskelfortsatz des Unterkiefers ziehender Muskel, der einen wesentlichen Anteil am Kauen hat

Musculus temporoparietalis Schläfen-Scheitel-Muskel; gehört zum Musculus epicranius, führt von der Fascia temporalis zur Galea aponeurotica und spannt die Kopfhaut

Musculus thyrohyoideus Verbindet den Schildknorpel mit dem Zungenbein; zieht das Zungenbein nach unten, hebt den Kehlkopf

Musculus transversus linguae Quermuskel der Zunge; die Zunge nach oben wölbender, im Zungenkörper quer verlaufender Muskel

Musculus transversus nuchae Nackenquermuskel, den Musculus auricularis posterior fortsetzender rudimentärer Muskel

Musculus uvulae Zäpfchenmuskel; von der Aponeurose des weichen Gaumens ausgehender schwacher Muskel, der das Gaumenzäpfchen anhebt

Musculus verticalis linguae Von der Zungenoberfläche vertikal zur Zungenbasis ziehender Muskel im Zungenkörper, der an den mastikatorischen und artikulatorischen Bewegungen der Zunge beteiligt ist

Musculus vocalis Stimmbandmuskel; eigentlich ein Teil des Musculus thyroarytaenoideus; verengt die Stimmritze und bewirkt die Erschlaffung der Stimmbänder

Musculus zygomaticus major Großer Jochbeinmuskel; mimischer Gesichtsmuskel, zieht vom Jochbein zum Mundwinkel, nach oben und seitwärts

Musculus zygomaticus minor Kleiner Jochbeinmuskel; vom Jochbein ausgehender Teil des Musculus levator labii superioris; zieht die Oberlippe nach oben

Venter frontalis Bauchförmig ausgebuchteter Muskel; stirnwärts gelegener Bauch des Schädelhauptmuskels, der von der Sehnenhaube des Kopfes zu den Augenbrauen führt

Venter occipitalis Hinterhauptmuskel; er zieht die Galea nach hinten und glättet die Stirn

Register

Impressum

1. Auflage 2025
by Südwest Verlag, München, in der Penguin Random House Verlagsgruppe GmbH,
Neumarkter Str. 28, 81673 München
produktsicherheit@penguinrandomhouse.de
(Vorstehende Angaben sind zugleich Pflichtinformationen nach GPSR)

Sollte diese Publikation Links auf Internetseiten Dritter enthalten, so übernehmen wir für deren Inhalte keine Haftung, da wir uns diese nicht zu eigen machen, sondern lediglich auf deren Stand zum Zeitpunkt der Erstveröffentlichung verweisen.

Hinweis
Die Ratschläge/Informationen in diesem Buch sind von Autorin und Verlag sorgfältig erwogen und geprüft, dennoch kann eine Garantie nicht übernommen werden. Eine Haftung der Autorin beziehungsweise des Verlags und seiner Beauftragten für Personen-, Sach- und Vermögensschäden ist ausgeschlossen.

Bildnachweis
Alle Fotos stammen von Forster & Martin Fotografie, München
Alle Illustrationen stammen von Isabella und Thomas Ott/CANTIENICA AG, Zürich. Für die Illustrationen wurden Originalfotos von Forster & Martin Fotografie leicht retuschiert und abgeblasst, damit die Muskelverläufe und Pfeile gut sichtbar sind und Sie, liebe Leserin, lieber Leser, sofort und deutlich sehen, was in der Übung zu tun ist. Die Illustrationen erstellten Isabella und Thomas Ott nach den Angaben von Benita Cantieni.

Für die freundliche Unterstützung der Fotoproduktion danken wir den folgenden Firmen: European Culture, www.european-culture.it; Kokon, www.kokon.com; Mandala, www.mandala-fashion.com; Wellicious, www.wellicious.com

Weiterführende Informationen zur Methode: https://cantienica.com/
Anbieter*innen in Ihrer Nähe: https://cantienica.com/studiofinder/
Alles über die Ausbildungen: https://cantienica.com/ausbildung/
Fragen zu diesem Buch an Benita Cantieni: www.cantienica-forum.com
Kontakt: CANTIENICA AG office@cantienica.com
Facebook: https://www.facebook.com/CANTIENICA
Instagram: www.instagram.com/cantienicamethode/

Projektleitung: Dr. Harald Kämmerer
Herstellung: Timo Wenda
Satz: Nadine Thiel
Layout: Christian Martin Weiß
Umschlaggestaltung: Eva M. Salzgeber
Druck und Bindung: TBB, a.s., Banská Bystrica

MIX
Papier | Fördert gute Waldnutzung
FSC® C022120

Printed in Slovakia
Penguin Random House FSC® N001967

ISBN 978-3-517-10392-1